第2版

最新歯科技工士教本

顎口腔機能学

全国歯科技工士教育協議会 編集

Stomatognathic Function Science

Dental Technology

医歯薬出版株式会社

This book is originally published in Japanese
under the title of :

SAISHIN-SHIKAGIKOSHI-KYOHON GAKU-KOUKU-KINOUGAKU
(The Newest Series of Textbooks for Dental Technologist-Stomatognathic Function Science)

Edited by Japan Society for Education of Dental Technology
© 2016 1st ed.
© 2024 2nd ed.

ISHIYAKU PUBLISHERS, INC
  7-10, Honkomagome 1 chome, Bunkyo-ku,
  Tokyo 113-8612, Japan

発刊の序

　わが国の超高齢社会において，平均寿命の延伸に伴って不健康寿命をいかに短くすることができるかが，歯科医療に課せられた大きなミッションです．一方，疾病構造の変化，患者からのニーズの高まり，歯科医療器材の開発などが急速に進展してきたなかで，歯科医療関係者はこれらの変化に適切に対応し，国民にとって安全，安心，信頼される歯科医療を提供していかなければなりません．このような社会的背景に応えるべく，人材養成が求められています．歯科技工士教育においては，歯科技工士学校養成所指定規則に基づき，各養成校が独自性，特色を発揮して教育カリキュラムを構築していかなければなりません．長年の懸案事項であった歯科技工士国家試験の全国統一化が平成28年2月末の試験から実施され，客観的かつ公正な試験が行われ，今後は歯科技工士教育のスタンダード化がはかられようとしています．平成26年11月には，歯科技工士教育モデル・コア・カリキュラムを作成しました．これは歯科技工士が歯科医療技術者として専門的知識，技術および態度をもってチーム医療に貢献できるよう，医療人としての豊かな人間形成とともに，これまでの伝統的な歯科技工技術を活かしながらも，新しく開発された材料，機器を有効に活用した歯科技工学を修得できるよう，すべての歯科技工士養成校の学生が身につけておくべき必須の実践能力の到達目標を定めたものです．さらに，全国統一化された国家試験の実施に伴って，平成24年に発刊された国家試験出題基準も近々に見直されることでしょう．さらに，これまで歯科技工士教育は「歯科技工士学校養成所指定規則第2条」によって修業年限2年以上，総時間数2,200時間以上と定められていますが，実状は2,500時間程度の教育が実施されています．近年，歯科医療の発展に伴って歯科技工技術の革新，新しい材料の開発などが急速に行われ，さらに医療関係職種との連携を可能とした専門領域での技術習得を十分に培った資質の高い歯科技工士を適正に養成していくためには，教育内容の大綱化・単位制を実施しなければなりません．

　歯科技工士教本は，これまで多くの先人のご尽力により，常に時代のニーズに即した教育内容を反映し，歯科技工士教育のバイブル的存在として活用されてまいりました．教本は国家試験出題基準や歯科技工士教育モデル・コア・カリキュラムを包含し，さらに歯科技工士教育に必要と思われる課題についても掲載することによって，歯科技工士学校の特色が発揮できるように構成されていますが，今回，国家試験の全国統一化や教育内容の大綱化・単位制への移行を強く意識し，改訂に努めました．特に大綱化を意識して教本の名称を一部変更しています．たとえば『歯の解剖学』を『口腔・顎顔面解剖学』，『歯科技工学概論』と『歯科技工士関係法規』を合体して『歯科技工管理学』のように内容に準じて幅広い意味合いをもつタイトルとしていますが，国家試験出題基準などに影響はありませ

ん．また，各章の「到達目標」には歯科技工士教育モデル・コア・カリキュラムに記載しております「到達目標」をあてはめています．

　今回の改訂にあたっては，編集委員および執筆者の先生方に，ご多忙のなか積極的にご協力いただきましたことに改めて感謝申し上げます．編集にあたりましては十分配慮したところですが，内容的に不十分であったり，誤字，脱字もあろうかと思います．ご使用にあたりましてお気づきの点がございましたらご指摘いただき，皆様がたの熱意によりましてさらに充実した教本になることを願っています．

2016年2月
全国歯科技工士教育協議会
会長　末瀬一彦

第2版の序

　日本の総人口は，2009年以降減少を続けているが，65歳以上の高齢者人口は増加し続けており，これまで以上に急速に少子高齢化が進んでいる．少子高齢化の一因に平均寿命の延伸があるが，平均寿命と介護を必要とせず自立して生存できる健康寿命との差が大きいことから，健康寿命を延ばし，要介護期間を短くすることに関心が集まるようになり，最近では健康寿命の延伸のCMがTVでもみられるようになってきている．厚生労働省の「健康日本21：健康寿命の延伸」（第2次：2013～2022年度）では，健全な口腔機能を生涯にわたり維持できるようにするため，「口腔機能の維持及び向上」を目標とした．また，人口構成の変化や歯科疾患罹患状況の変化に伴い，「歯の形態の回復」を主体としたこれまでの「治療中心型」の歯科治療だけでなく，各個人の状態に応じた口腔機能の維持・回復（獲得）を目指す「治療・管理・連携型」の歯科治療の必要性が増すと予想されている．

　口腔の主な機能は，咀嚼，嚥下，発音であり，これらは，顎口腔系を構成する歯・歯周組織・上下歯列による咬合，上顎骨・下顎骨・舌骨・顎関節とこれらに付着する筋，口唇・などの軟組織，唾液腺およびこれらの器官に関与する神経系の機能の統合によって営まれる．そのため，これらの構成単位のいずれかが障害されてもほかの構成単位に影響を及ぼし，顎口腔系全体の機能異常が発現するといわれている．したがって，顎口腔系に異常がある場合，その形態だけではなく，機能も回復させ，両者を維持する必要がある．そのためには，歯科医師と歯科技工士とが協力し，生体に調和した形態の補綴装置を製作し，口腔内で機能させる必要がある．

　『最新歯科技工士教本　顎口腔機能学　第2版』は，顎口腔機能の基礎と臨床について簡単に説明したものであり，歯科技工士が歯科技工業をなすうえでの最低限の知識を提供するものである．したがって，執筆にあたり，初学者にも理解しやすいように図を多くし，見やすい構成に心掛けたものの，本教本の性質上，専門用語が多く，また頁数の制約から，さらなる記述が必要な箇所や十分な記述がされていない箇所がみられるかもしれない．その場合には，講義において充足していただきたい．

　なお，本教本は，1,2章志賀　博，3章町　博之，4,5章志賀　博・小泉順一，6,7章志賀　博・上杉華子・小見野真梨恵が執筆した．

　最後に，本教本の執筆の機会を与えてくださった全国歯科技工士教育協議会に深謝する．

2024年1月
志賀　博

第1版の序

　顎口腔機能学は，1992年の歯科技工士学校養成所指定規則の改正に伴い，歯科技工士教育の教授要綱に新設された学科目であり，1995年に「歯科技工士教本『顎口腔機能学』」が発行された．2007年に新規項目の充実や不要項目の削除など，歯科技工士の教育内容の整理に伴い，「歯科技工士教本」が改訂され，「新歯科技工士教本『顎口腔機能学』」が発行された．その後約10年が経過したことから，関係各位のご好意により，改訂の機会をいただくことになった．

　顎口腔系の主な機能は，咀嚼，嚥下，発音であり，これらは，顎口腔系を構成する歯・歯周組織・上下歯列による咬合，上顎骨・下顎骨・舌骨・顎関節とこれらに付着する筋，口唇・などの軟組織，唾液腺およびこれらの器官に関与する神経系の機能の統合によって営まれる．そのため，これらの構成単位のいずれかが障害されてもほかの構成単位に影響を及ぼし，顎口腔系全体の機能異常が発現するといわれている．したがって，顎口腔系に異常がある場合，その形態だけではなく，機能も回復させ，両者を維持する必要がある．そのためには，歯科医師と歯科技工士とが協力し，生体に調和した形態の補綴装置を製作し，口腔内で機能させる必要がある．

　本教本は，「顎口腔系の形態」，「顎口腔系の機能」，「下顎位」，「下顎運動」，「歯の接触様式」，「咬合器」，「咬合検査と顎機能障害」の7章からなり，顎口腔機能の基礎と臨床について簡単に説明したものであり，歯科技工士が歯科技工業をなすうえでの最低限の知識を提供するものである．したがって，執筆にあたり，初学者にも理解しやすいように図を多くし，見やすい構成に心掛けたものの，本教本の性質上，専門用語が多く，また頁数の制約から，さらなる記述が必要な箇所や十分な記述がされていない箇所がみられるかもしれない．その場合には，講義において充足していただきたい．

　なお，本教本は，1,2章　志賀　博，3章　町　博之，4,5章　志賀　博・小泉順一，6,7章　志賀　博・竹井利香が執筆した．

　最後に，本教本の執筆の機会を与えてくださった全国歯科技工士教育協議会に深謝する．

2016年3月
志賀　博

最新歯科技工士教本 顎口腔機能学 第2版　CONTENTS

1　顎口腔系の形態　志賀　博　　1

1　歯と歯列　1
　1）スピーの彎曲　2
　2）ウィルソンの彎曲　2
　3）モンソンの球面　3
2　顎口腔系を構成する骨　4
3　顎口腔系に関係する筋　5
　1）咀嚼筋の機能　7
4　顎関節　9
5　その他の軟組織　10
6　顎口腔系の神経支配　11

2　顎口腔系の機能　志賀　博　　13

1　顎口腔系とその機能　13
2　顎口腔系の機能と形態の維持　13
3　下顎運動の分析に関係する基準点・基準面　14
　1）切歯点　14
　2）顆頭点（下顎頭点）　14
　3）矢状面　15
　4）水平面　15
　5）前頭面　15
4　咬合に関する平面　16
　1）咬合平面　16
　2）フランクフルト平面　16
　3）カンペル平面　17
　4）HIP 平面　17
　5）ボンウィル三角　18
　6）バルクウィル角　18

3 下顎位　町 博之　19

1 下顎位 ……………………………………………………………………………… 19
1）咬頭嵌合位　19
2）中心位　20
3）下顎安静位　21
4）偏心咬合位　22

4 下顎運動　志賀 博，小泉順一　23

1 下顎運動の種類 …………………………………………………………………… 23
2 下顎の基本運動 …………………………………………………………………… 23
1）前後運動　23
2）側方運動　23
3）開閉口運動　25
3 下顎の限界運動 …………………………………………………………………… 26
1）ポッセルトの図形　26
2）下顎切歯点の限界運動路　27
4 下顎の機能運動 …………………………………………………………………… 30
1）咀嚼時の下顎運動（咀嚼運動）　30
2）嚥下時の下顎運動（嚥下運動）　32
3）発音時の下顎運動　32

5 歯の接触様式　志賀 博，小泉順一　35

1 歯の形態と機能 …………………………………………………………………… 35
1）機能咬頭と非機能咬頭　35
2）被 蓋　35
2 咬頭嵌合位における咬合接触 …………………………………………………… 36
1）カスプトゥフォッサ（咬頭対窩）　37
2）カスプトゥリッジ（咬頭対辺縁隆線）　37
3）矢状面・前頭面での咬合接触　38
3 偏心位における咬合接触（咬合様式）………………………………………… 38
1）犬歯誘導咬合　38

CONTENTS

  2）グループファンクション　39
  3）両側性平衡咬合（フルバランスドオクルージョン）　42
  4）その他の咬合様式　43
 4　咬合干渉 ……………………………………………………………………… 45
  1）咬頭嵌合位の咬頭干渉　45
  2）偏心位の咬頭干渉　46

6　咬合器　志賀　博，上杉華子，小見野真梨恵　　47

 1　咬合器の使用目的 ……………………………………………………………… 47
 2　咬合器の機構と分類 …………………………………………………………… 47
  1）解剖学的咬合器（顆路型咬合器）　47
  2）非解剖学的咬合器（非顆路型咬合器）　50
 3　フェイスボウトランスファー ………………………………………………… 51
  1）前方基準点　51
  2）後方基準点（顆頭点）　51
 4　咬合採得 ………………………………………………………………………… 53
  1）チェックバイト法　53
 5　咬合器の使用手順 ……………………………………………………………… 54
  1）上顎模型の咬合器装着　54
  2）下顎模型の咬合器装着　55
  3）咬合器の調節　56

7　顎機能検査と口腔内装置　志賀　博，上杉華子，小見野真梨恵　　65

 1　顎機能検査 ……………………………………………………………………… 65
  1）咬合接触検査　65
  2）咬合接触圧検査法　66
 2　口腔内装置 ……………………………………………………………………… 67
  1）顎関節症に対する装置　67
  2）ブラキシズムに対する装置　69
  3）睡眠時無呼吸症に対する装置　71
  4）その他の治療用口腔内装置　71
  5）スポーツマウスガード　71

6）歯の保護のための口腔内装置　71

参考文献……………………………………………………………………………73
索　引………………………………………………………………………………74

1 顎口腔系の形態

到達目標

① 歯列と咬合の関係を説明できる．
② 顎顔面の筋の形態的特徴と機能を説明できる．
③ 顎関節の構造と機能を説明できる．
④ 顎口腔の神経支配を概説できる．

　顎口腔系とは，摂食，咀嚼，嚥下，呼吸および発音に関係する組織と器官の総称をいう．顎口腔系は，歯・歯周組織・上下顎歯列による咬合，上顎骨・下顎骨・舌骨・顎関節とこれらに付着する筋，口唇・頬などの軟組織，唾液腺およびこれらの器官に関与する神経系で構成されている．

1 歯と歯列

　歯は，歯根膜を介して上顎骨と下顎骨に連続的に植立し，歯列をなす（図 1-1）．上顎歯列と下顎歯列があるが，乳歯列（最大 20 歯の乳歯），永久歯列（智歯を含めると最大 32 歯），混合歯列（乳歯と永久歯が混在）という表現もある．

　歯列は，二次元的に観察すると彎曲しており（咬合彎曲），矢状面ではスピー（Spee）の彎曲，前頭面ではウィルソン（Wilson）の彎曲がある．また，三次元的に観察すると球面をなし，モンソン（Monson）の球面とよばれる．

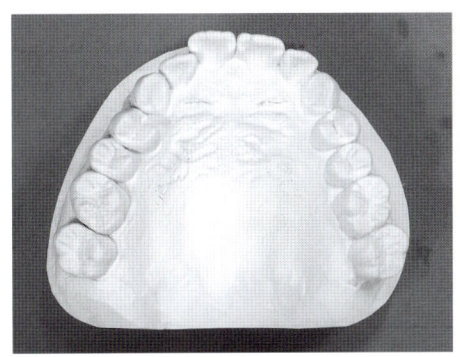
上顎歯列

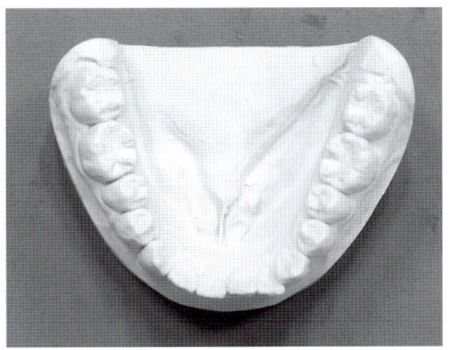
下顎歯列

図 1-1　上顎歯列と下顎歯列

顎口腔機能学

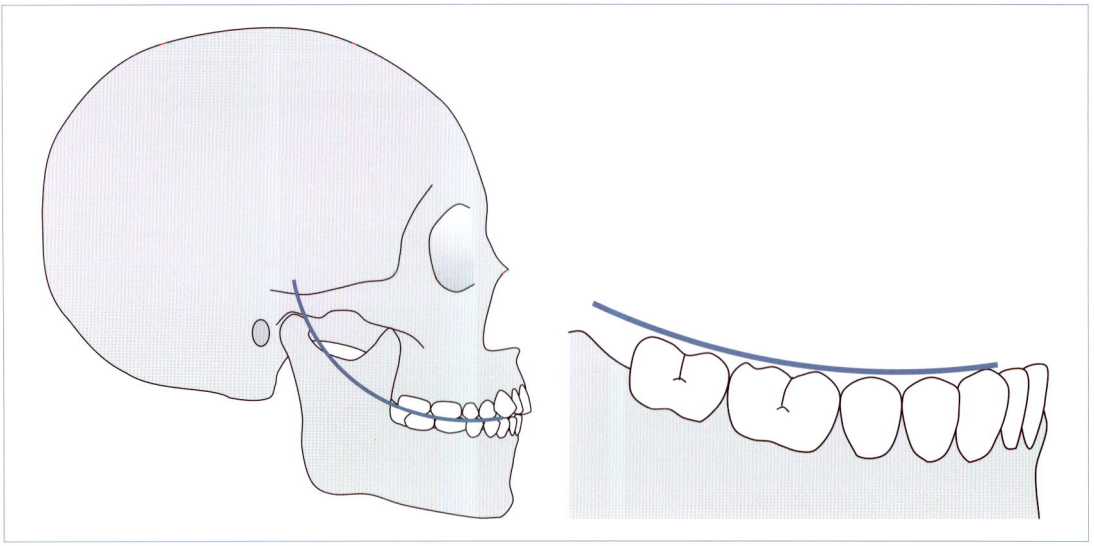

図 1-2　スピーの彎曲
下顎犬歯の尖頭と下顎臼歯部頰側咬頭頂を連ねると下方に凸の彎曲となる

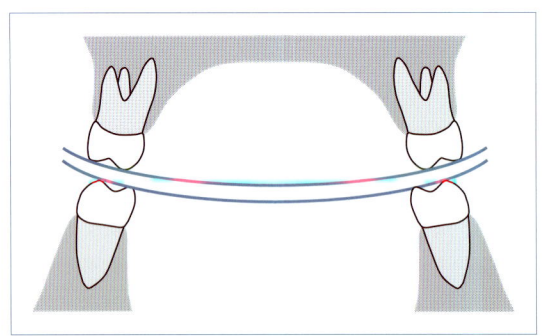

図 1-3　ウィルソンの彎曲
左右側の大臼歯の頰舌側咬頭を連ねると下方に凸の彎曲となる

1) スピーの彎曲

後方の臼歯ほど歯軸が近心に傾斜しているため，下顎犬歯の尖頭と下顎臼歯部頰側咬頭頂を連ねると下方に凸の彎曲となる．この前後的彎曲を**スピー（Spee）の彎曲**という（図 1-2）．Spee（1890）は，この彎曲（円弧）が下顎頭の前縁を通り，その中心は，眼窩内涙骨上縁付近にあると考えた．

2) ウィルソンの彎曲

下顎臼歯の歯軸が舌側に傾斜し，上顎臼歯の歯軸が頰側に傾斜しているため，左右側の大臼歯の頰舌側咬頭を連ねると下方に凸の彎曲となる．この側方的彎曲を**ウィルソン（Wilson）の彎曲**という（図 1-3）．

1．顎口腔系の形態

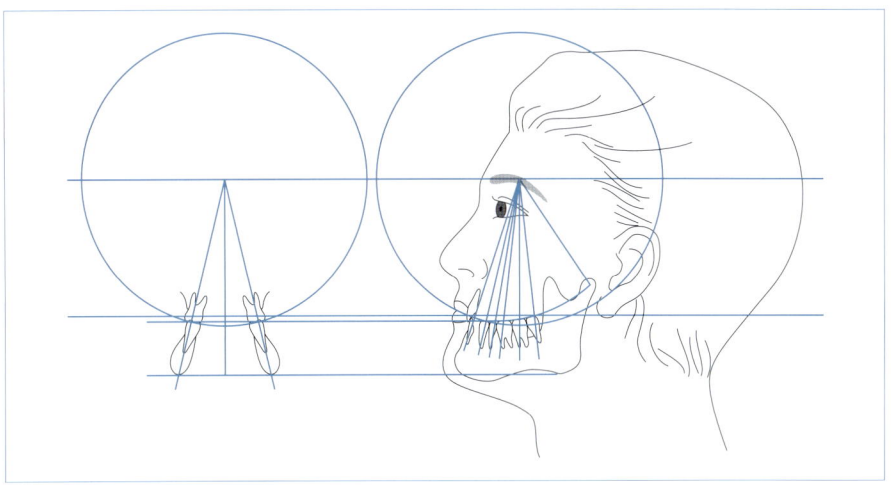

図 1-4　モンソンの球面
(Monson, G. S. : Occlusion as applied to crown and bridge work. *J. Natl. Dent. Assoc.*, **7**(5) : 404, 1920.)

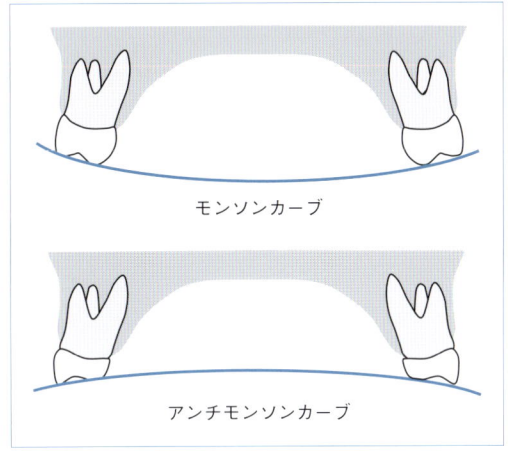

図 1-5　モンソンカーブとアンチモンソンカーブ

3）モンソンの球面

　　Monson（1920）は，歯の植立している下顎骨を計測し，歯列には前後的・側方的彎曲があり，これらの彎曲が篩骨鶏冠付近に中心点をもち，半径4インチ（約10 cm）の球面にあること，歯の歯軸はこの中心点に集束することを主張した．この球面を**モンソン（Monson）の球面**という（図 1-4）．なお，左右側臼歯の頬舌側咬頭を結んでできる彎曲の方向がモンソンの球面と一致する場合を**モンソンカーブ**，逆の場合を**アンチモンソンカーブ**とよぶ（図 1-5）．なお，アンチモンソンカーブは，上顎舌側咬頭と下顎頬側咬頭の著しい咬耗によって生じる．

これらの彎曲は，天然歯列にみられるものであり，義歯製作時に人工的に与える調節彎曲とは区別される．

2 顎口腔系を構成する骨

頭蓋や上顎部を構成する骨と下顎部を構成する骨に大別される．頭蓋・上顎部は，**側頭骨**，**蝶形骨**，**上顎骨**，**口蓋骨**，下顎部は，**下顎骨**と**舌骨**でそれぞれ構成される（図 1-6）．

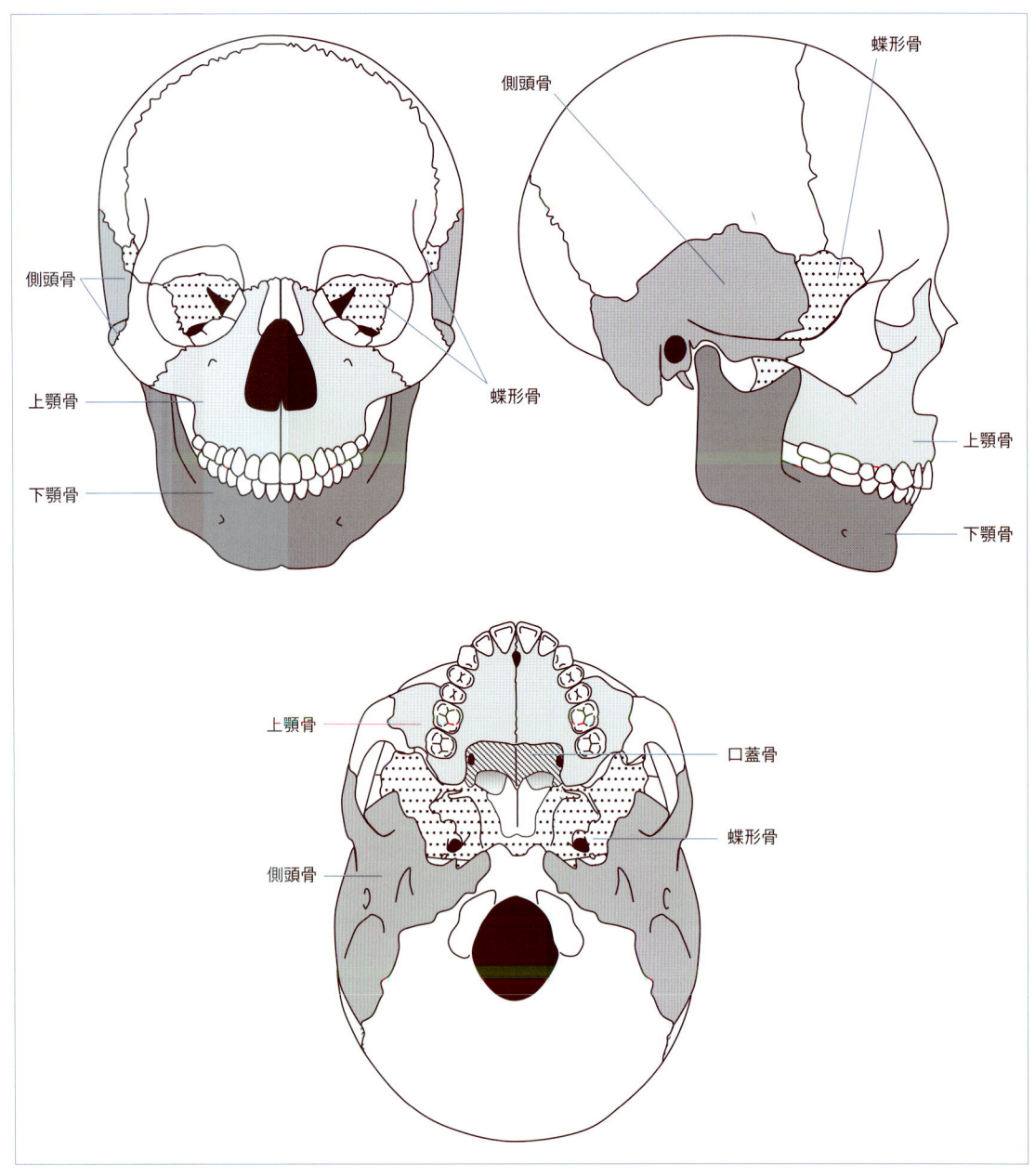

図 1-6 顎口腔系を構成する骨

1. 顎口腔系の形態

3 顎口腔系に関係する筋

①咀嚼筋とよばれる咬筋，側頭筋，内側翼突筋，外側翼突筋（図 1-7），②頬筋，口輪筋などの顔面部の筋，③舌筋，④下顎の開口・舌運動・口腔底の挙上などに関与する舌骨上筋群（図 1-8），⑤舌骨下部に付着し開口時に舌骨を固定する舌骨下筋群（図 1-9），⑥頭部の姿勢維持と機能時の固定をする頸部の筋，⑦咽頭部の筋などがある．

舌骨上筋群には，顎二腹筋，顎舌骨筋，オトガイ舌骨筋，茎突舌骨筋があり，舌骨下筋群には，胸骨舌骨筋，肩甲舌骨筋，胸骨甲状筋，甲状舌骨筋がある．

咀嚼は，口腔周囲のさまざまな筋の協調活動によって営まれる．これらのなかで，咬筋，側頭筋，内側翼突筋，外側翼突筋の 4 筋は，咀嚼を司る主要な筋（4 大咀嚼筋）

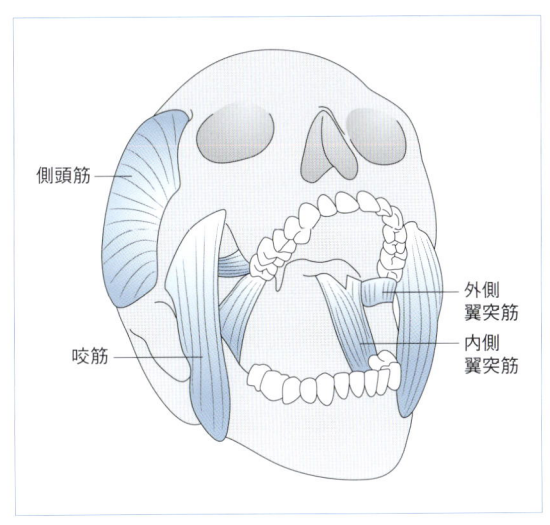

図 1-7 咀嚼筋

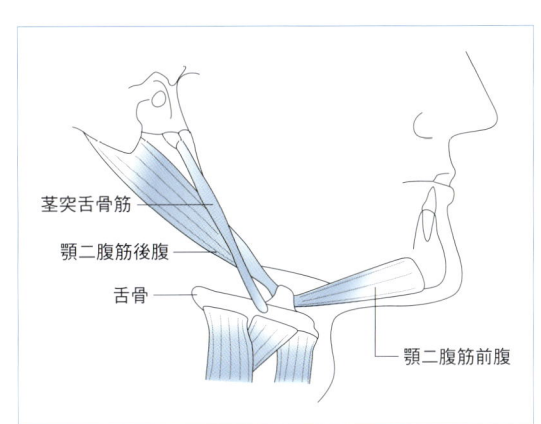

図 1-8 舌骨上筋群

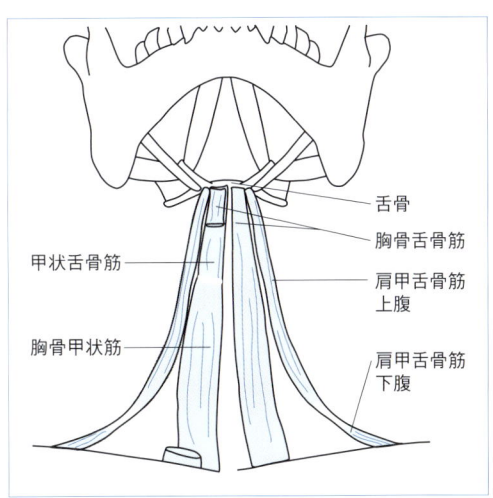

図 1-9 舌骨下筋群

であり，いずれも頭蓋から起こり下顎骨に停止している．これらの筋の起始と停止の位置が異なるため（表1-1），それぞれの筋の筋線維の収縮により，種々の方向への力のベクトル（図1-10）が生じる．また，1つの筋においても筋線維の位置や方向の違いによって生じる力のベクトルを変えることができる．これらの4大咀嚼筋のほ

表1-1　4大咀嚼筋の起始点と停止点

咀嚼筋	起始点	停止点
咬筋	頰骨弓下縁	下顎枝外面の咬筋粗面
側頭筋	側頭骨の側頭窩	下顎骨の筋突起
内側翼突筋	蝶形骨翼状突起内面の翼突窩	下顎枝内面の翼突筋粗面
外側翼突筋	上頭：蝶形骨の側頭下稜，大翼の側頭下面	顎関節の関節円板
	下頭：蝶形骨翼状突起外側板の外面	下顎頭頸部の翼突筋窩

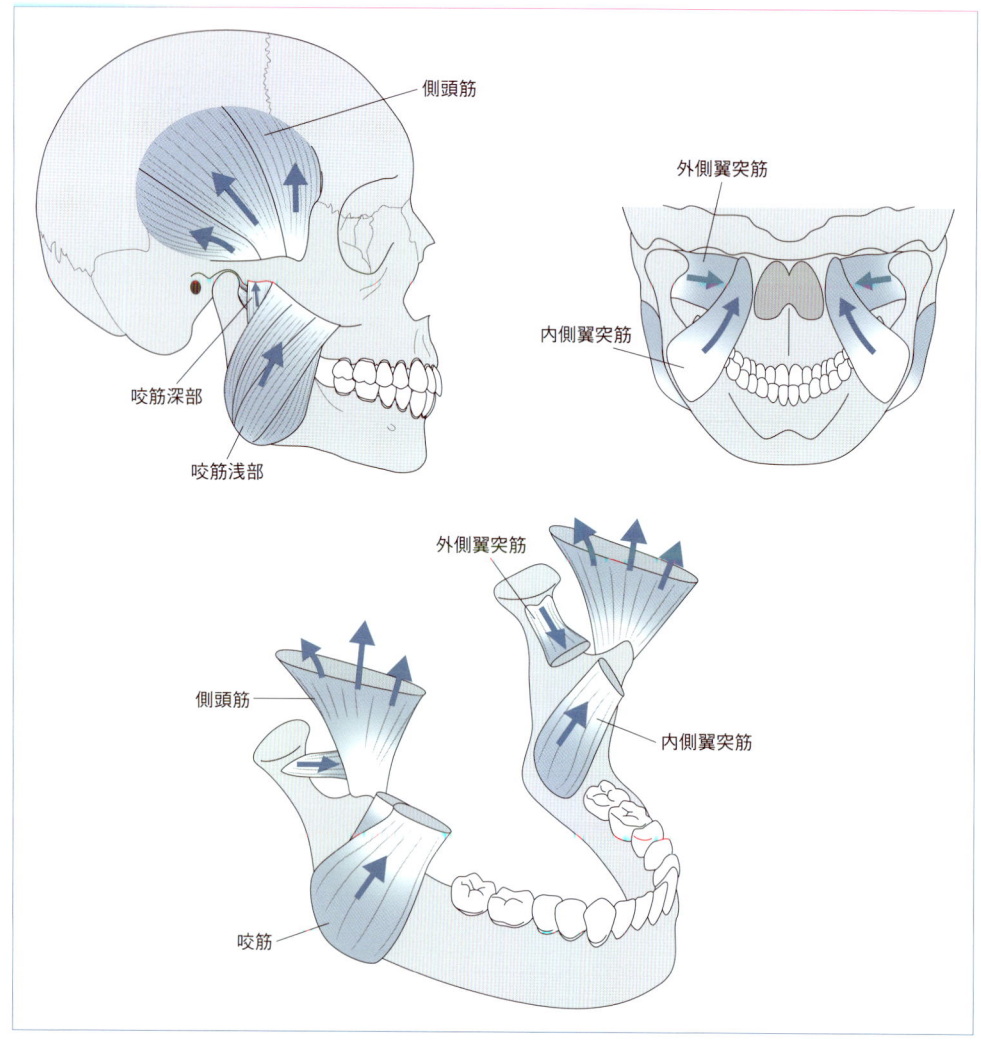

図1-10　4大咀嚼筋の力のベクトル

かに二次的な咀嚼筋として顎二腹筋，顎舌骨筋，舌筋，口輪筋などの筋があり，これらの筋の協調によって下顎の複雑な運動が可能となる．

1）咀嚼筋の機能

（1）咬筋（図1-11）

咬筋は，咀嚼筋のなかで最も強大であり，浅層筋（咬筋浅部）と深層筋（咬筋深部）があり，下顎挙上筋として下顎を閉口させるとともに，咬合力や咀嚼力を発現する．また，内側翼突筋とともに，下顎の垂直的な位置の調節も行っている．

浅層筋は下顎を前上方へ挙上するが，筋線維の方向が臼歯の歯根の方向に近似し，咀嚼時やクレンチング（くいしばり）時に強い力を発揮する．

深層筋は，筋線維の方向がほぼ垂直であり，下顎を上方へ挙上し，上下顎歯列の咬合やクレンチングのような微妙な運動に関与すると考えられている．

ヒトでは，深層筋よりも浅層筋に筋紡錘が多いことが知られている．この筋紡錘は，食品の性状の変化に応じた咀嚼力の自動調節に関与していると考えられている．

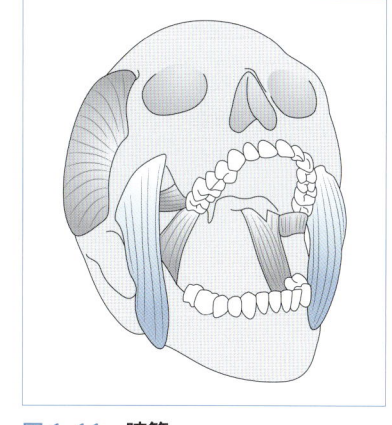

図1-11　咬筋

（2）側頭筋（図1-12）

側頭筋は，前部筋束，中部筋束，後部筋束からなり，下顎を挙上，後退させる．また，下顎の水平的な位置の調節も行っている．

①前部筋束：筋線維がほぼ垂直方向に走行し，下顎を挙上する．咬筋と協調して咬合力や咀嚼力を発揮する．

②中部筋束：筋線維が筋突起から後上方に走行し，下顎を挙上，後退させる．

③後部筋束：筋線維がほぼ水平に走行し，下顎を後方に移動させる．対側の外側翼突筋と協調して側方運動に関与する．

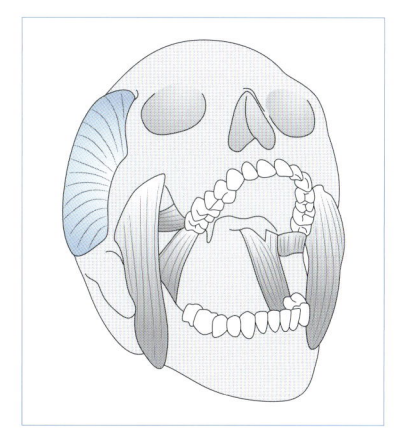

図1-12　側頭筋

（3）内側翼突筋（図1-13）

内側翼突筋は，咬筋と相対して下顎骨内面に位置し，形態，位置，機能などが咬筋と似ており，下顎を前上方へ挙上させる．しかしながら，起始部が翼突窩で頭蓋の内側に位置し，筋線維が下方，後方，外側方向へ走行するため，片側の内側翼突筋が活動すると下顎を内側方へ移動させる働きもあり，側方運動時の平衡側（非作業側）下顎頭の前下内方への移動を助ける．また，咬筋とともに下顎の垂直的な位置の調節も行っている．開口運動と前方運動が同時に行われるときの活動は弱く，前方運動と側方運動が同時に行われるときの活動は強くなる．

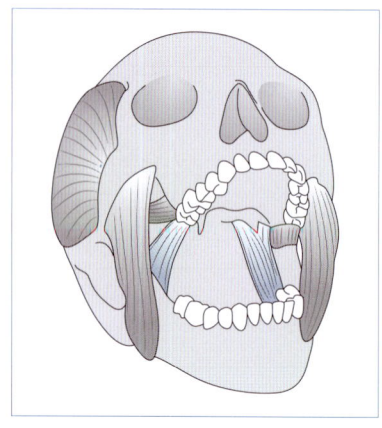

図1-13　内側翼突筋

（4）外側翼突筋（図1-14）

外側翼突筋は，上頭と下頭からなり，下顎頭と関節円板を前方に移動させるが，両頭のそれぞれの機能が異なる．

上頭は下頭に比べて小さく，1/2～1/3程度の筋力であり，閉口時やクレンチング時にほかの閉口筋と協調して活動する．左右の下頭が同時に活動すると下顎は前方へ移動し，開口筋の活動が加わると下顎は開口する．片側のみが活動すると活動側の下顎頭が前下内方へ移動し，下顎は対側へ側方移動する．

わずかな下顎運動時に関節円板は下顎窩にとどまるが，下顎運動が大きくなると下顎頭の運動に伴って移動する．

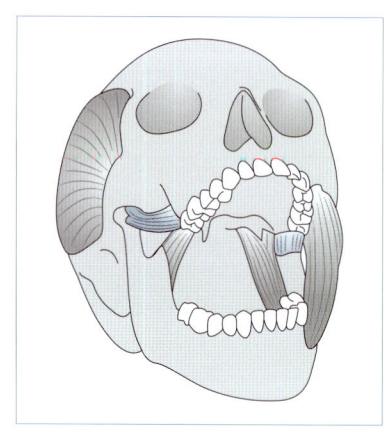

図1-14　外側翼突筋

1．顎口腔系の形態

4 顎関節

　頭蓋と下顎部を連結する関節で，側頭骨の**下顎窩**と下顎骨の**下顎頭（顆頭）**との間に形成される（図1-15）．関節腔が線維軟骨性の**関節円板**で二分される二窩関節で，線維性結合組織の**関節包**で覆われている．関節包の外面は**外側靱帯**で補強され，副靱帯として**蝶下顎靱帯**と**茎突下顎靱帯**が存在する．下顎頭頸部と関節円板の前端には外側翼突筋が停止し，円板後部には関節包に移行する弾性・伸展性の軟組織がある．

　顎関節の特徴は，左右で対をなす関節で一側が他側の運動を制限すること，関節面が硝子軟骨ではなく線維軟骨であること，下顎頭が回転運動のみならず滑走運動を行うことなどである．

　開口運動時には，下顎頭は関節円板との間で回転運動をしながら，関節円板とともに前下方へ移動するが（図1-16），運動量が少ない範囲では，回転運動（蝶番運動）のみを行う．側方運動時には，作業側の下顎頭は，関節円板とともにわずかに後方や後外方へ移動し，平衡側（非作業側）の下顎頭は，関節円板とともに前下内方へ大きく移動する．

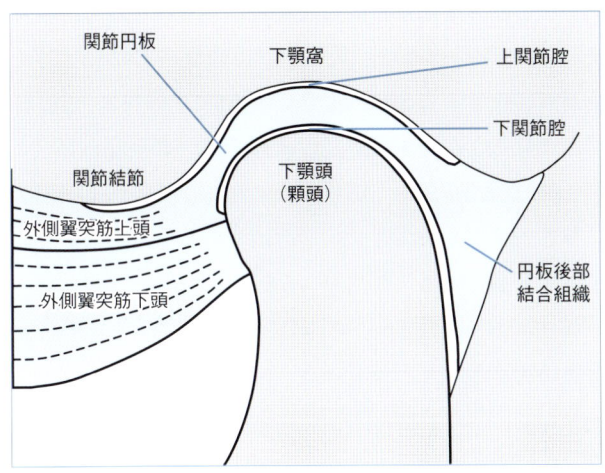

図1-15　顎関節の構造

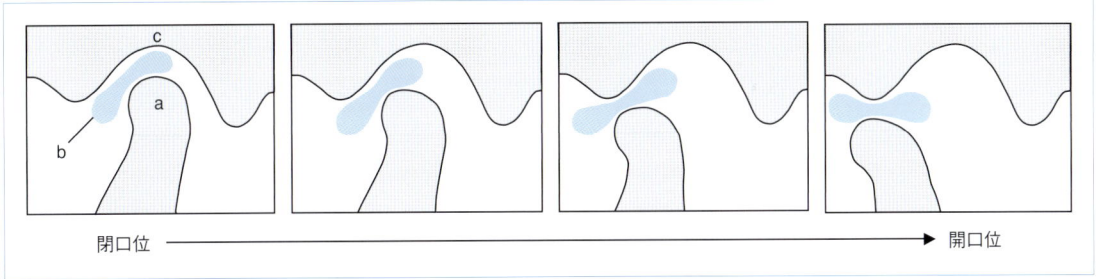

図1-16　開口運動時の下顎頭の運動
　閉口位で下顎頭（顆頭，a）は下顎窩（c）内にあり，下顎頭頂部の上に関節円板（b）の後方肥厚部が位置する．開口運動に伴い下顎頭と関節円板は協調して前下方へ移動する

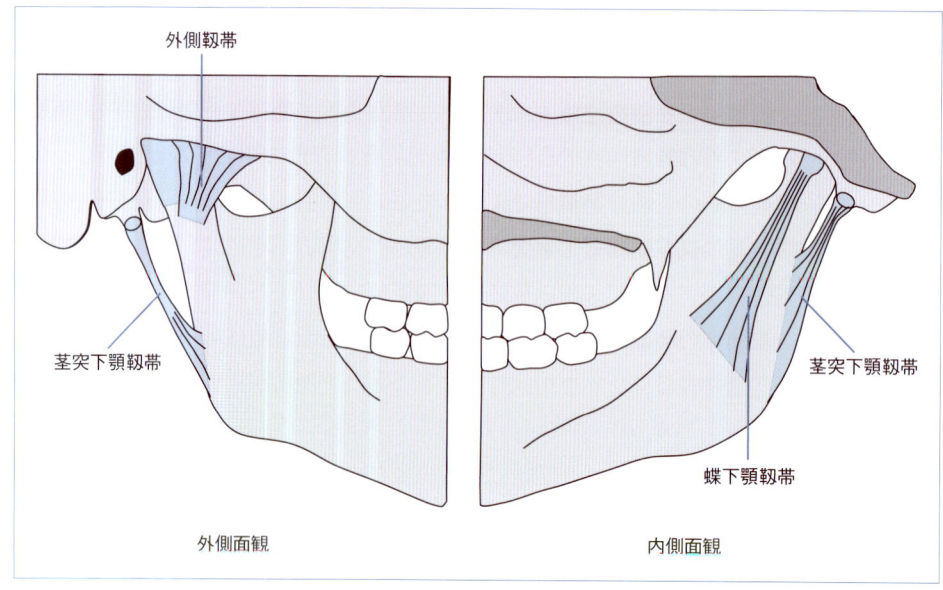

図 1-17　顎関節の靱帯

（1）顎関節の靱帯の機能

　外側靱帯は，下顎の前方運動時と開口運動時に，下顎が関節円板を越えて変位することを防止する（図 1-17）．また，下顎頭が下顎窩内にあるときと後方運動時に，下顎頭がより後方へ移動することを防止する．小開口時には，外側靱帯が緊張しないため下顎頭は回転することができるが，切歯部で 20 ～ 25 mm 開口すると，靱帯が緊張して下顎頭が回転できなくなる．これ以上の開口時には，下顎頭が前下方へ移動することにより，靱帯の緊張を減少させ，下顎頭のさらなる回転が可能となる．

　茎突下顎靱帯と**蝶下顎靱帯**は，顎関節に直接には付着しておらず下顎運動にも深く関与していないが，靱帯の走行方向から，茎突下顎靱帯は下顎の前後運動，蝶下顎靱帯は側方運動を規制すると考えられている．

5　その他の軟組織

　顎口腔系を構成するその他の軟組織として，口唇，頬，軟口蓋がある．口唇と頬は外側を皮膚，軟口蓋は粘膜で覆われており，いずれも内部に筋が存在し，可動性であり，咀嚼，嚥下，発音などの機能運動時に協調して活動する．頬の内部には，口角挙筋，口角下制筋，上唇鼻翼挙筋，笑筋，軟口蓋の内部には，口蓋垂筋，口蓋帆張筋，口蓋帆挙筋などがある．

6 顎口腔系の神経支配

顎口腔系を支配する主な神経は，**三叉神経**（眼神経，上顎神経，下顎神経），**顔面神経，舌咽神経，舌下神経**である（図 1-18）．

眼神経は，前頭部の知覚を支配する．

上顎神経は顔面，頭部の広い領域に分布しているが，顎口腔系に関係する分枝には，眼窩下神経，上歯槽神経，翼口蓋神経があり，上顔面皮膚と上顎，口蓋の粘膜の知覚を支配する．

下顎神経は，下顎と側頭部の知覚，咀嚼筋などの運動を支配しており，分枝のなかで，咬筋神経，深側頭神経，内側翼突筋神経，外側翼突筋神経，顎舌骨筋神経などは筋の運動に関係し，頬神経，耳介側頭神経，下歯槽神経，オトガイ神経，舌神経などは知覚に関係する．

顔面神経は，主に顔面筋の運動，味覚や唾液分泌に関係する．

舌咽神経は，主に舌と咽頭に分布し，味覚や耳下腺の分泌，咽頭部の知覚に関係する．

舌下神経は，舌筋，舌骨筋の運動を支配する．

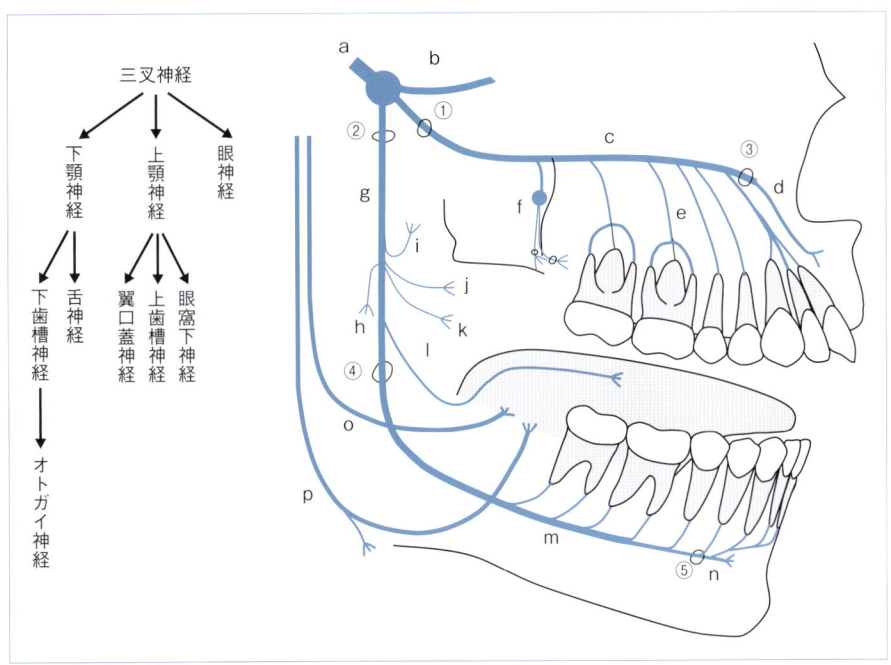

図 1-18　顎口腔系の神経支配
a：三叉神経，b：眼神経，c：上顎神経，d：眼窩下神経，e：上歯槽神経，f：翼口蓋神経，g：下顎神経，h：咬筋神経，i：深側頭神経，j：外側翼突筋神経，k：内側翼突筋神経，l：舌神経，m：下歯槽神経，n：オトガイ神経，o：舌咽神経，p：舌下神経
①正円孔，②卵円孔，③眼窩下孔，④下顎孔，⑤オトガイ孔

2 顎口腔系の機能

到達目標

① 顎口腔系の機能を説明できる．
② 下顎運動の分析に必要な基準点と基準平面を説明できる．
③ 咬合に関与する平面を説明できる．

1 顎口腔系とその機能

　　　顎口腔系の主な機能は，咀嚼，嚥下，発音である．
　咀嚼は，食物を口腔内に取り込み，粉砕して唾液と混合することによって食塊を形成するまでの過程をいい，顎口腔系を構成するほとんどの器官が関係し，中枢神経系によって巧妙に調節されて無意識的に行われる．ただし，随意運動でもあるので，意識的に行うことも可能である．
　嚥下は，食塊形成された食物を口腔から咽頭，食道を経て胃に送るまでの過程をいい，随意運動である口腔相，反射運動である咽頭相と食道相に分けられる．
　発音は，肺からの呼気によって声帯が振動し，口腔や鼻腔で共鳴されるが，口腔内の口唇，舌，歯，口蓋などで構音されることによって発せられる．下顎は，その位置によって口腔の容積や形態が変化することから，口唇や舌の運動と協調して種々の音を発生させている．
　顎口腔系に関連するその他の機能として，表情（コミュニケーション）がある．

2 顎口腔系の機能と形態の維持

　　　顎口腔系の機能は，顎口腔系を構成する咀嚼筋，顎関節，歯（咬合）ならびに口腔周囲器官の機能の統合によって営まれる．そのため，これらの構成単位のいずれかが障害されてもほかの構成単位に悪影響が誘発され，顎口腔系全体の機能異常が発現するといわれている．したがって，顎口腔系に異常がある場合，その形態だけではなく機能も回復させ，両者を維持する必要がある．たとえば，歯の喪失を放置すると，隣在歯の捻転，移動，傾斜，対合歯の挺出，早期接触，咬合干渉が生じ，負担過重による咬合性外傷，接触点の消失による食片圧入など，咬合機能に異常が現れ，ひいては筋や顎関節に障害が生じることもある．

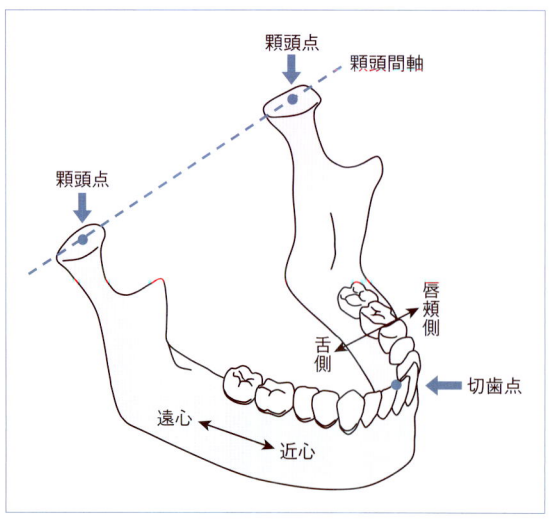

図 2-1　切歯点，顆頭点，顆頭間軸

3　下顎運動の分析に関係する基準点・基準面

1）切歯点

　　下顎左右側中切歯の近心隅角間の中点をいい，咬合平面やボンウィル（Bonwill）三角（p.16, 18参照）の前方の基準点，下顎運動の測定点として用いられる（図2-1）．下顎運動の測定点としての切歯点は，下顎の最前方点で動きが大きく，前方や側方から観察しやすいため，古くから広く用いられており，この点の下顎限界運動路は，ポッセルト（Posselt）の図形（ポッセルトフィギュア，p.26）として知られている．

2）顆頭点（下顎頭点）

　　下顎頭（顆頭）を代表する基準点をいい，歯列模型の咬合器装着や各種基準平面の後方の基準点，下顎運動の原点として用いられる（図2-1）．下顎頭の平均的な形態に基づいて皮膚上に求められた平均的顆頭点，終末蝶番軸上の蝶番点（ヒンジアキシスポイント），全運動軸上の全運動軸点，各種限界運動から運動論的に求められた運動論的顆頭点などが用いられる．

　　左右の顆頭点を結んだ線を**顆頭間軸**，下顎運動時の顆頭点の軌跡を**顆路**という．

切歯点や顆頭点は，設定する位置によって運動路や移動量が異なってくるため，注意が必要である．

2. 顎口腔系の機能

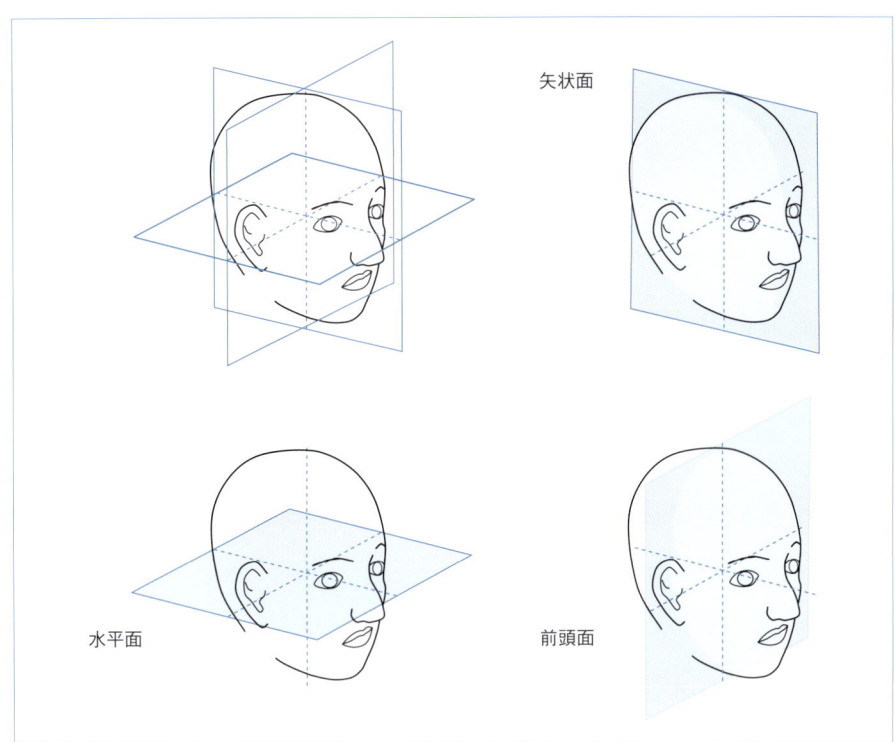

図 2-2 矢状面，水平面，前頭面

3）矢状面

生体を左右にほぼ等しく分ける正中面に平行な平面をいい，頭蓋骨の矢状縫合にほぼ平行となる（図 2-2）．水平面と前頭面に直交する．

4）水平面

矢状面と前頭面に直交して，生体を上部と下部とに分ける平面をいう（図 2-2）．この面に投影された下顎限界運動路は，ゴシックアーチとよばれる．

5）前頭面

頭蓋の前面部とほぼ平行になり，矢状面に直交し，生体を前後部分に分ける平面をいい，頭蓋骨の冠状縫合の方向にほぼ一致するため冠状面ともいう（図 2-2）．切歯点部でみた咀嚼運動は，前後方向よりも左右方向での動きが大きいため，前頭面での観察が広く行われている．

三次元的な下顎運動は，矢状面，水平面，前頭面の 3 つの基準面に投影して分析される．

4 咬合に関する平面

　頭蓋に特定の3点を定めて決定される仮想平面を水平基準面といい，1つの前方基準点と2つの後方基準点で決定されるが，前者には眼窩下点や鼻翼下縁あるいは鼻下点，後者には平均的顆頭点や蝶番点が用いられる．**咬合平面**，**フランクフルト（Frankfort）平面**，**カンペル（Camper）平面**などがある．

1）咬合平面

　下顎左右側中切歯の近心隅角間の中点（切歯点）と下顎左右側第二大臼歯の遠心頬側咬頭頂によって形成される平面をいい，咬頭嵌合位においてカンペル平面やHIP平面とほぼ平行となる（図2-3, 4）．

2）フランクフルト（Frankfort）平面

　左右側のいずれかの眼点（眼窩点）と両側の耳点によって形成される平面であり，眼耳平面ともよばれる（図2-4）．フランクフルトで開催された会議（1882年）で採択された．生体では，眼点は眼窩下縁の最下点，耳点は耳珠上縁が用いられ，頭部エックス線規格写真法では，眼点は両側眼窩の最下点（オルビタル）の中央点，耳点は外耳道の最上縁（ポリオン）の点を指す．

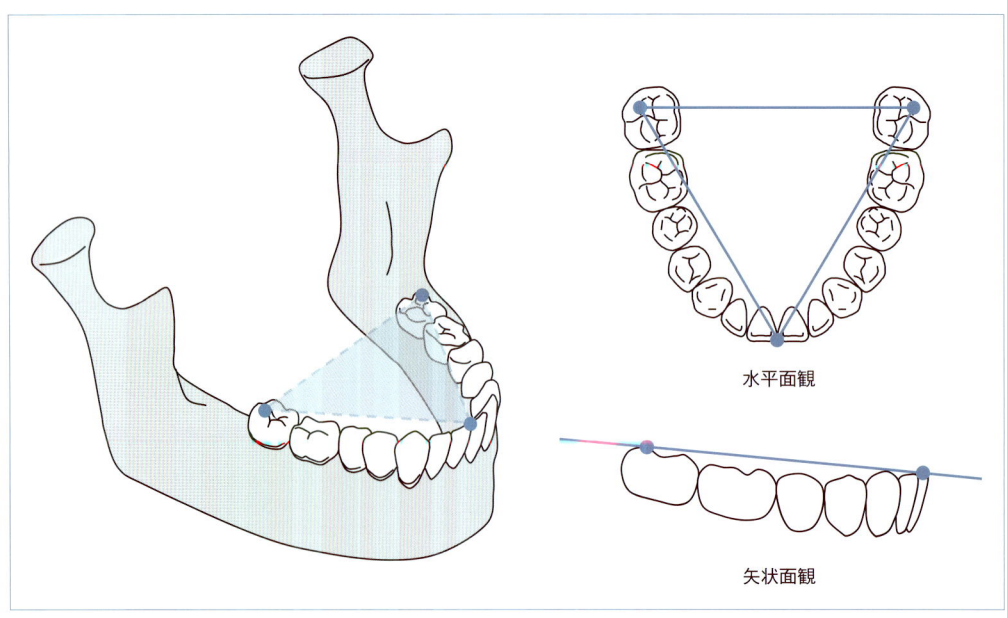

図 2-3　咬合平面
切歯点と下顎左右側第二大臼歯の遠心頬側咬頭頂によって形成される平面

2．顎口腔系の機能

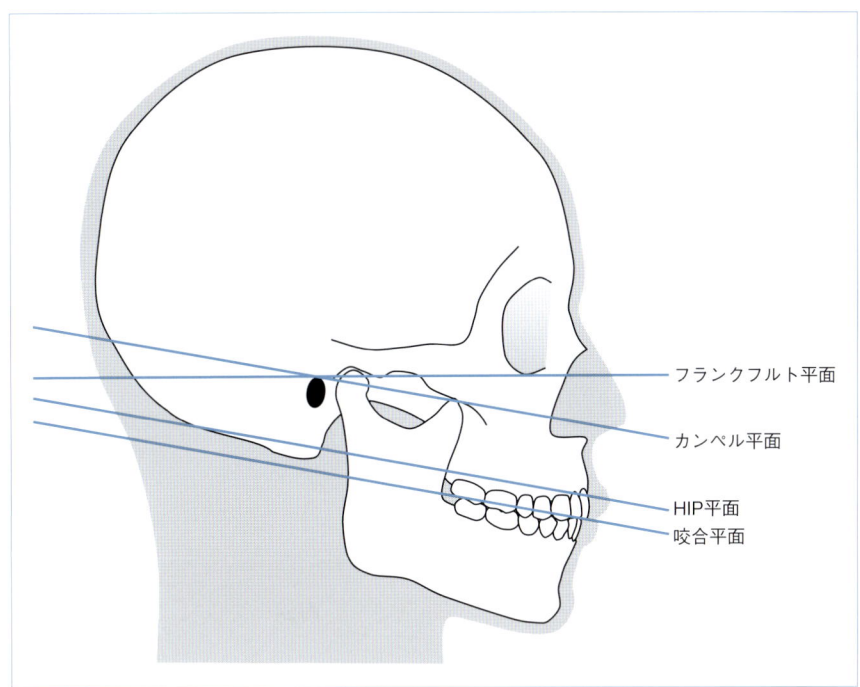

図 2-4　咬合に関する各平面の関係（フランクフルト平面，カンペル平面，HIP 平面，咬合平面）

3）カンペル（Camper）平面

　　　　左右側いずれかの鼻翼下縁と両側の耳珠上縁によって形成される平面をいう（図 2-4）．この平面は，正常有歯顎者の咬合平面とほぼ平行であることから，全歯列の歯冠補綴時の咬合平面や無歯顎者の咬合平面を決定する際の参考となる．このように，歯科補綴治療にとって重要な平面であることから，補綴学的平面ともよばれる．なお，左右側いずれかの鼻翼下縁と耳珠上縁とを結ぶ線は，鼻聴道線（カンペル線）という．

4）HIP 平面

　　　　左右のハミュラーノッチ（翼突上顎切痕）と切歯乳頭中央点によって形成される平面をいい（図 2-4），咬合平面にほぼ平行となることから，カンペル平面と同じ目的で用いられる．

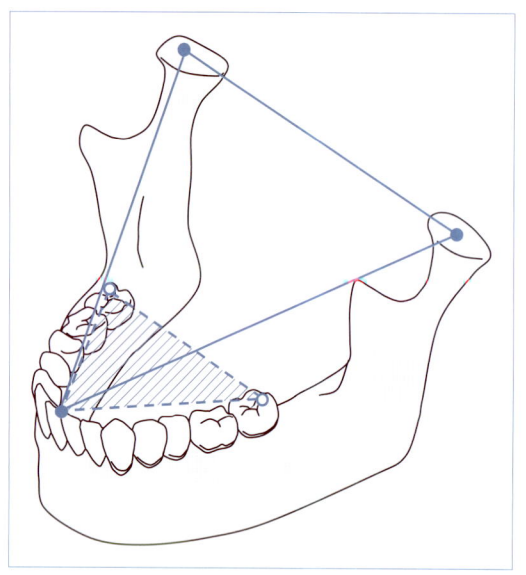

図 2-5 ボンウィル三角
切歯点と左右側下顎頭上面の中央部頂点を結んだ線で形成される（斜線部：咬合平面）

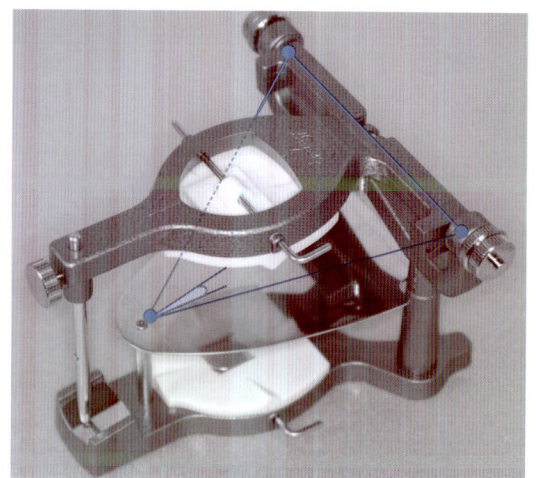

図 2-6 バルクウィル角
咬合平面とボンウィル三角とのなす角

5）ボンウィル（Bonwill）三角

切歯点と左右の下顎頭上面の中央部頂点を結んだ線で形成される一辺4インチ（約10cm）の三角形をいい（図2-5），下顎骨や咬合器の大きさの基準として用いられている．

6）バルクウィル（Balkwill）角

咬合平面とボンウィル三角とのなす角をいい（図2-6），23〜30°，平均26°といわれている．この角度は，ボンウィル三角とともに咬合器の設計の基準となっている．

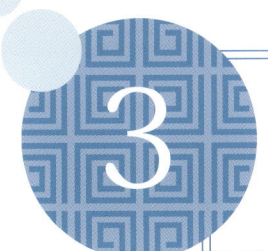

3 下顎位

到達目標

① 下顎位の定義を説明できる.

1 下顎位

　限界運動範囲内に限定された上顎に対する下顎の三次元的な位置関係をいう．下顎位は，①形態的要素：歯の接触（前方要素），顎関節（後方要素）や，②機能的要素：顎口腔に関する筋活動などによって決まる．

1）咬頭嵌合位

（1）咬頭嵌合位

　上下顎歯列をかみ合わせたときに最も多くの部位で接触し，上下的，水平的に安定した状態にある下顎位をいう（図 3-1）．天然歯や人工歯に関わらず，形態的要素である前方要素，つまり上下顎の歯の接触によって決まる下顎位である．そのため，顎関節での下顎頭の位置や筋の活動とは無関係であり，機能的に正しい下顎位でない場合もある．

（2）中心咬合位

　形態的・機能的に正常な状態にある咬頭嵌合位をいう．このことから，咬頭嵌合位と同義とされる．また，中心位（後述）で嵌合したときの下顎位とする考えもある．

（3）顆頭安定位

　下顎頭が下顎窩の中で緊張なく安定する位置（大石忠雄，1967）をいい，正常歯列が咬頭嵌合位にあるとき，下顎頭は顆頭安定位に位置するとされる．このことから，咬合の診断，あるいは咬合の再構成などの基準位として用いられる（図 3-2）．

健常者では，咬頭嵌合位，顆頭安定位，筋肉位は中心咬合位と一致する．

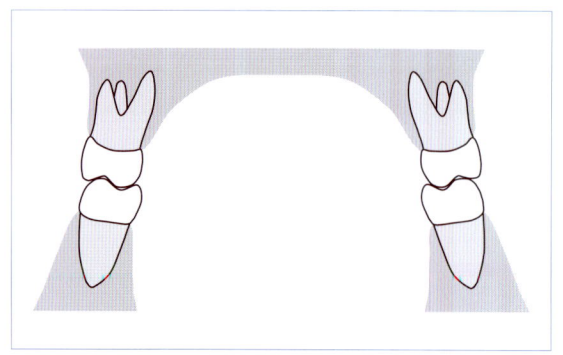

図 3-1　咬頭嵌合位における上下顎第一大臼歯の咬合状態（前頭面）

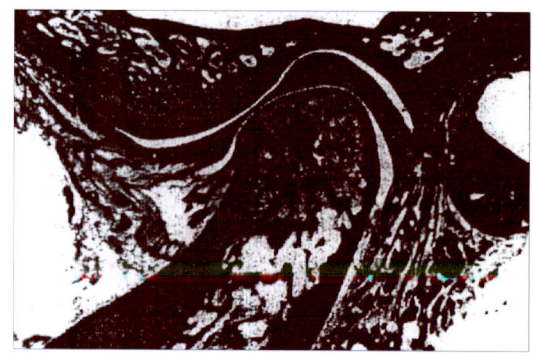

図 3-2　顆頭安定位付近における下顎頭中央部の矢状面断組織標本
（大石忠雄：下顎運動の立場からみた顎関節構造の研究．補綴誌，11(2)：197，1967．）

（4）筋肉位

機能的要素である咀嚼筋群が協調活動した状態で，下顎安静位から閉口することで得られる咬合位をいう（Brill，1959）．

2）中心位

歯の接触位置に関係なく，下顎頭が下顎窩内で一定の位置となる下顎位をいい，すべての下顎位の原点ともいえる重要な用語である．しかし，その位置についての定義には下記に示すさまざまなものがある．

① 下顎頭が下顎窩内で，関節円板の最も薄く血管のない部分に対合し，関節結節の斜面と向き合う前上方の位置（GPT-5）．

② 上顎に対して下顎が最後方位をとり，なおかつ下顎側方運動が可能な位置（GPT-3）．

③ 下顎頭が下顎窩内で緊張のない最後方位をとり，そこから無理なく下顎側方運動が可能な下顎位（GPT-1）．

④ 一定の垂直的位置関係において，側方運動が可能な上顎に対する下顎の最後方位（Boucher，1953）．

⑤ 下顎頭と関節円板が前後的に中央で最上方にあるときの上下顎の関係（Ash，1993）．

⑥ 下顎頭が下顎窩内で最上方で最後方にあるときの下顎位．

⑦ 下顎頭を前最上方に位置させて臨床的に決定される下顎位（Ramfjord，1993）．

GPT は Glossary of Prosthodontic Terms（米国歯科補綴学用語集）の略

3. 下顎位

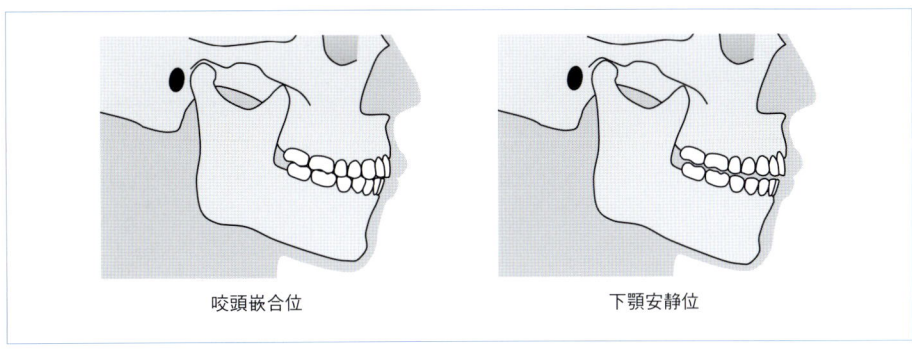

図 3-3 咬頭嵌合位と下顎安静位
安静空隙（フリーウェイスペース）は，正常者の前歯部で 2 〜 3 mm である

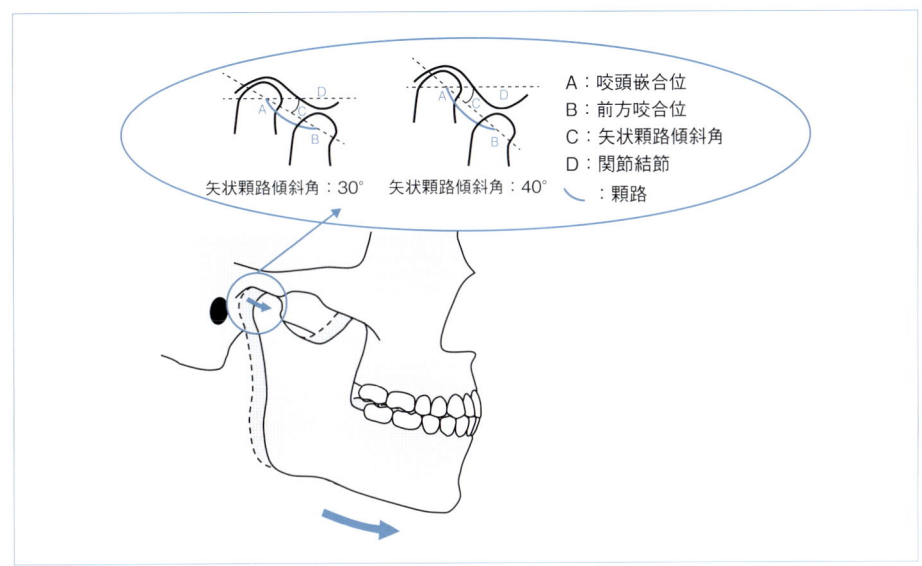

図 3-4 前方咬合位

3）下顎安静位

　上体を起こして安静にしているときの下顎位であり，下顎に関与する筋が，下顎を支える程度のわずかな緊張状態にある．そのため，下顎頭の滑走運動はなく回転運動のみとなる．また，上下顎歯列は咬合しない（図 3-3）．

　下顎安静位における上下顎の歯列間距離を**安静空隙（フリーウェイスペース）**といい，正常者の前歯部で 2 〜 3 mm と一定である．このことから，無歯顎患者などの咬頭嵌合位が失われた症例で，咬合高径を決定するための重要な下顎位として応用される．

咬合位は上下顎の歯が接触状態にある下顎の位置である．

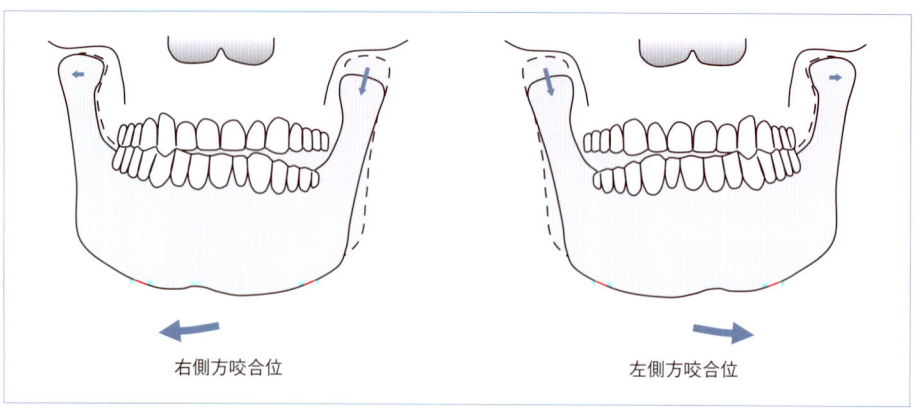

図 3-5　側方咬合位

4）偏心咬合位

　上下歯列が咬頭嵌合位で接触する状態から，下顎を前方，側方，あるいは後方に滑走運動させたときのすべての咬合位をいい，それぞれ**前方咬合位**，**側方咬合位**，**後方咬合位**とよばれる．またこれらは，下顎限界運動範囲内の上方限界域にある．

（1）前方咬合位（図 3-4）

　咬頭嵌合位から下顎が前方へ滑走運動するときの下顎位をいう．前方運動時に両側の下顎頭は，下顎窩の前壁に沿って前下方に移動する．このときの下顎頭の経路を矢状面に投影させたものを**矢状顆路**といい，関節結節の形状に影響を受けて曲線を描く．この曲線の起点と移動した点とを結んだ直線が水平基準面となす角を**矢状顆路傾斜角**という．

（2）後方咬合位

　咬頭嵌合位から下顎が後方へ移動するときの下顎位をいい，その移動距離は 1 mm 以下である．

（3）側方咬合位（図 3-5）

　咬頭嵌合位から下顎が右側あるいは左側へ滑走運動したときの下顎位をいう．

4 下顎運動

到達目標

① 下顎の基本運動の種類と特徴を説明できる．
② 下顎の限界運動を説明できる．
③ 下顎の機能運動を説明できる．

1 下顎運動の種類

　　上顎に対する下顎全体の運動を**下顎運動**といい，前後運動，側方運動，開閉口運動，咀嚼運動，嚥下運動などがある．これらの運動は下顎に付着するいろいろな筋の協調活動によって行われ，回転や移動を生じる．したがって，下顎上の測定点によって異なった軌跡をとる．一般に，観察の対象として下顎切歯部と下顎頭部が用いられている．なお，下顎運動は，**基本運動**と**機能運動**に大別される．

2 下顎の基本運動

　前後運動，側方運動，開閉口運動を下顎の基本運動という．

1）前後運動

　　前方運動は，下顎の前方への運動すべてを含むが，通常，下顎が咬頭嵌合位または下顎後退接触位から前方へ向かって接触滑走する前方滑走運動のことをいう．前方運動時，両側の下顎頭は関節結節の斜面に沿って曲線を描いて前下方に移動する．**後方運動**は，咬頭嵌合位から下顎最後退接触位までの1mm以下のわずかな運動である．

2）側方運動

　　下顎が咬頭嵌合位から右側あるいは左側へ移動する運動であり，移動側を**作業側**，移動側の反対側を**平衡側**または**非作業側**とよぶ．
　　右側方運動時には，右側下顎頭（作業側下顎頭）はわずかに右側へ移動し，左側の下顎頭（平衡側下顎頭）が前下内方に移動する．逆に左側方運動時には，左側下顎頭はわずかに左側へ移動し，右側の下顎頭が前下内方に移動する（図4-1）．また，下顎側方運動における作業側下顎頭の側方移動を**ベネット運動**，矢状面に対して平衡側

顎口腔機能学

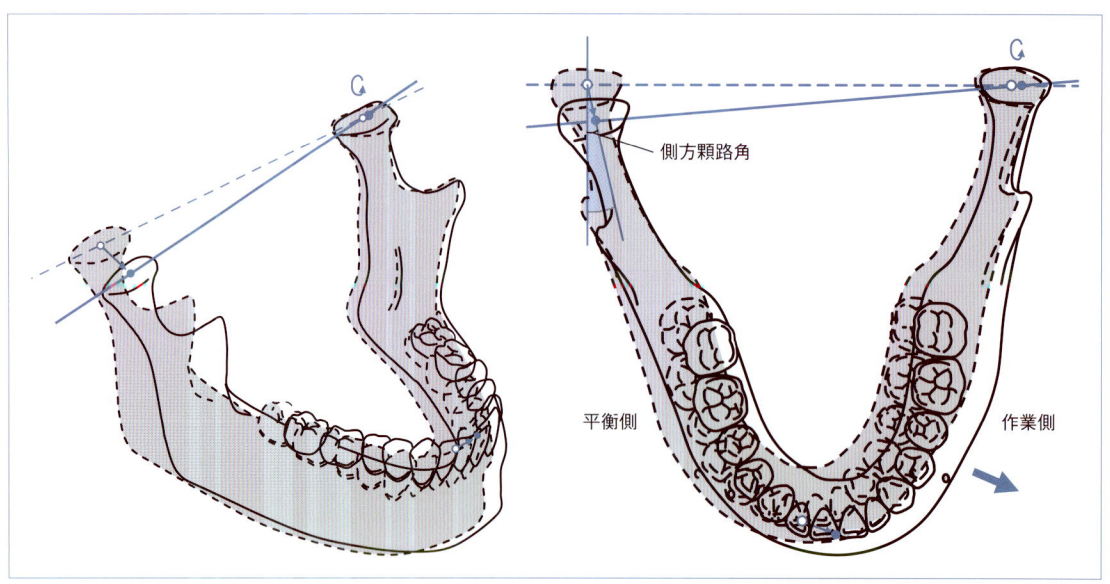

図 4-1　左側方運動時の下顎の動き
左側下顎頭：わずかに左側へ移動，右側下顎頭：前下内方へ移動

下顎頭の前下内方移動時に生じる角度を**側方顆路角**〔ベネット（Bennett）角〕という．

（1）サイドシフト

　下顎の側方滑走運動時に水平面で観察される平衡側下顎頭の内方への動きをいい，運動の初期において内方へのずれや移動が大きく生じるイミディエイトサイドシフト（immediate side shift）とほぼ直線的に前内方に移動するプログレッシブサイドシフ

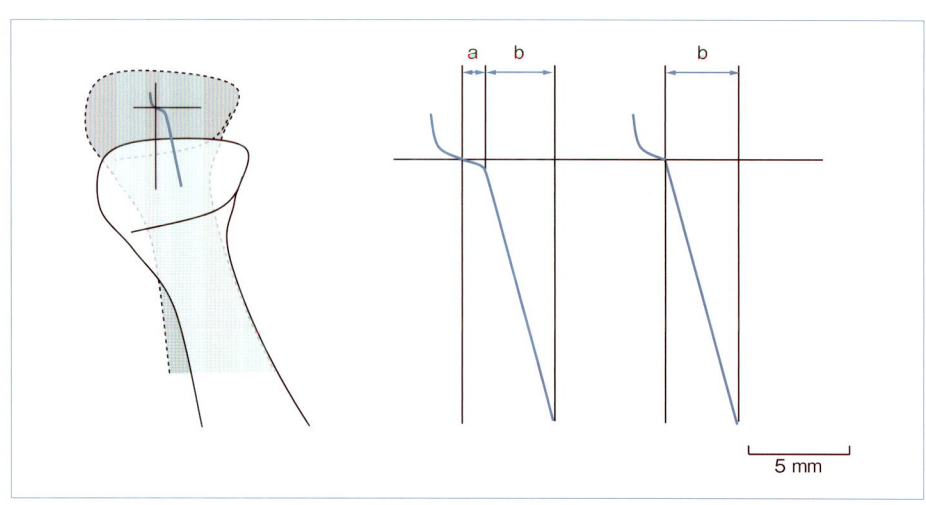

図 4-2　水平面からみた左側方運動時の平衡側（右側）下顎頭の動き
a：イミディエイトサイドシフト，b：プログレッシブサイドシフト

ト（progressive side shift）とがある（図4-2）．

3）開閉口運動

　下顎が開口あるいは閉口する運動をいい，前後的には前方限界開閉口運動，習慣性開閉口運動，後方限界開閉口運動があるが，通常は，咬頭嵌合位から開口し，最大開口位に達し，咬頭嵌合位に閉口する習慣性開閉口運動を意味する．この運動は，下顎安静位を通り，再現性がよいため，無歯顎者の咬合採得や有歯顎者の咬合診断に用いられる．両側の下顎頭は，前方運動と同様に曲線を描いて前下方に移動するが，前方運動よりも下方を移動する．また，開口量が少ない範囲では下顎頭は移動せず，回転のみを行う（図4-3，4）．

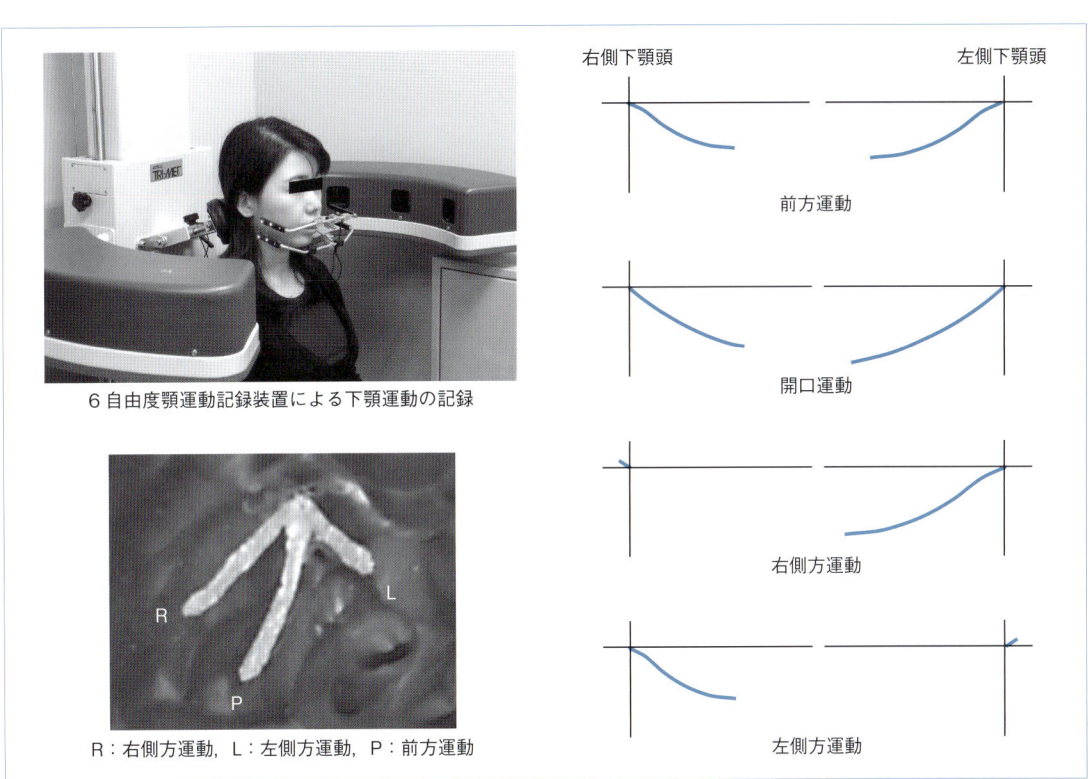

図4-3　矢状面からみた前方運動時と開口運動時の下顎頭の動き

顎口腔機能学

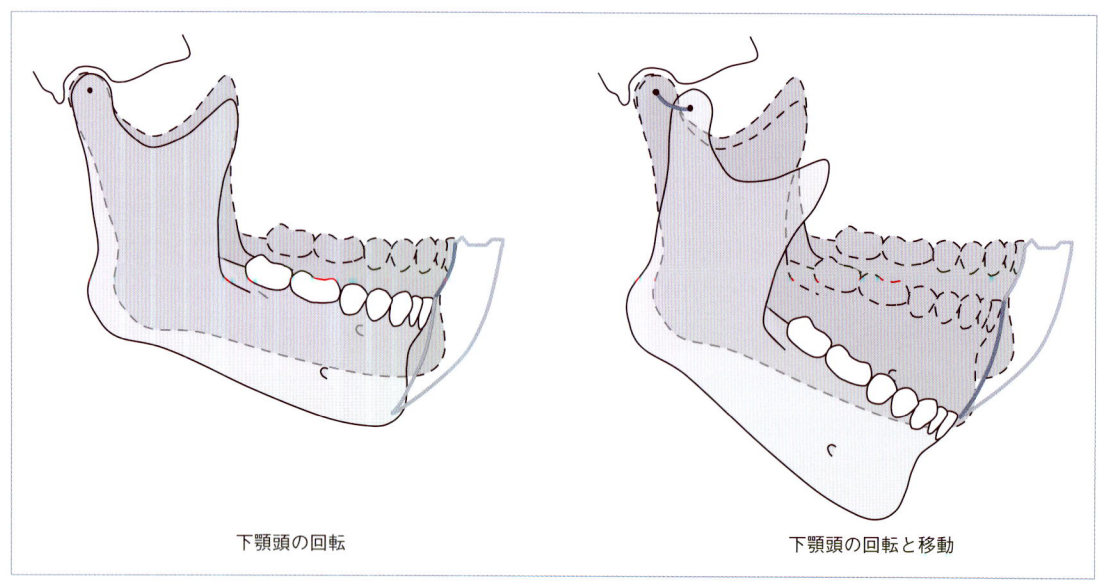

下顎頭の回転　　　　　　　　　　　　　　　下顎頭の回転と移動

図4-4　矢状面からみた開口運動時の下顎の動き

3 下顎の限界運動

　下顎の最大可動域を示す運動を**下顎限界運動**といい，切歯点での限界運動路を表示した**ポッセルト（Posselt）の図形**が有名である．また，ある定められた垂直的下顎位における水平面では，前方・後方・側方の下顎限界運動路を描記したとき，側方下顎限界運動路を描記したものは，**ゴシックアーチ**とよばれる．

1）ポッセルトの図形

　スウェーデンのポッセルトが，1952年に矢状面内下顎限界運動路の描記と種々の開口時における水平面内限界運動路の描記を組み合わせて下顎切歯部の三次元的な限界運動範囲を最初に正確に報告したことから，下顎切歯部の矢状面内下顎限界運動範囲と三次元的な下顎限界運動範囲を示す図形を**ポッセルトの図形**（ポッセルトフィギュア）という（図4-5）．この図形は，バナナの形状に似ていることから，ポッセルトのバナナ，あるいはスウェーデンのバナナともよばれ，前後幅が約10 mm，左右幅が20 mm，垂直的運動距離が50～60 mmであり，左右幅については，かなり個人差があるといわれている．

　下顎位は，すべてポッセルトの図形内に含まれ，このフィギュアの上方限界域に**咬頭嵌合位（中心咬合位），最後退接触位，最前方咬合位，切端咬合位，側方咬合位**などの咬合位，最下方点に**最大開口位**がある．

4. 下顎運動

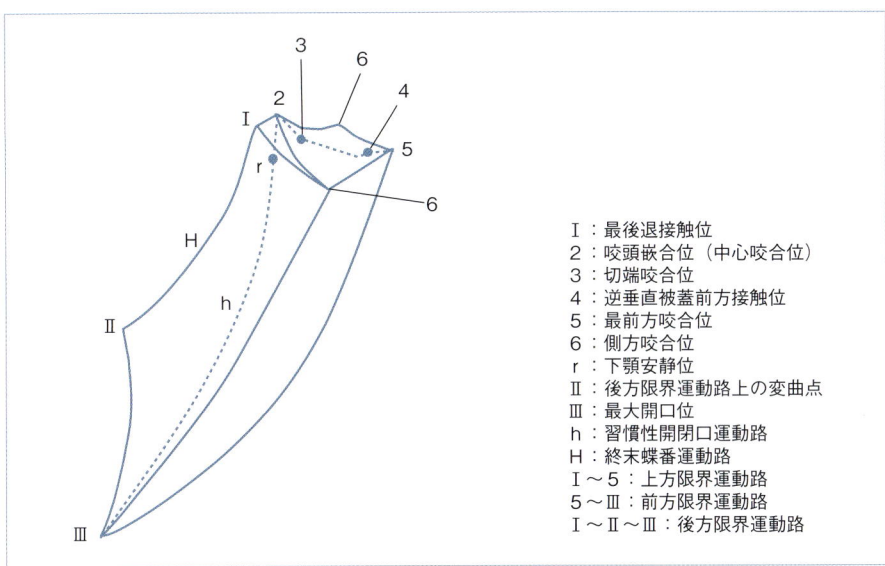

Ⅰ：最後退接触位
2：咬頭嵌合位（中心咬合位）
3：切端咬合位
4：逆垂直被蓋前方接触位
5：最前方咬合位
6：側方咬合位
r：下顎安静位
Ⅱ：後方限界運動路上の変曲点
Ⅲ：最大開口位
h：習慣性開閉口運動路
H：終末蝶番運動路
Ⅰ〜5：上方限界運動路
5〜Ⅲ：前方限界運動路
Ⅰ〜Ⅱ〜Ⅲ：後方限界運動路

図 4-5　ポッセルトの図形

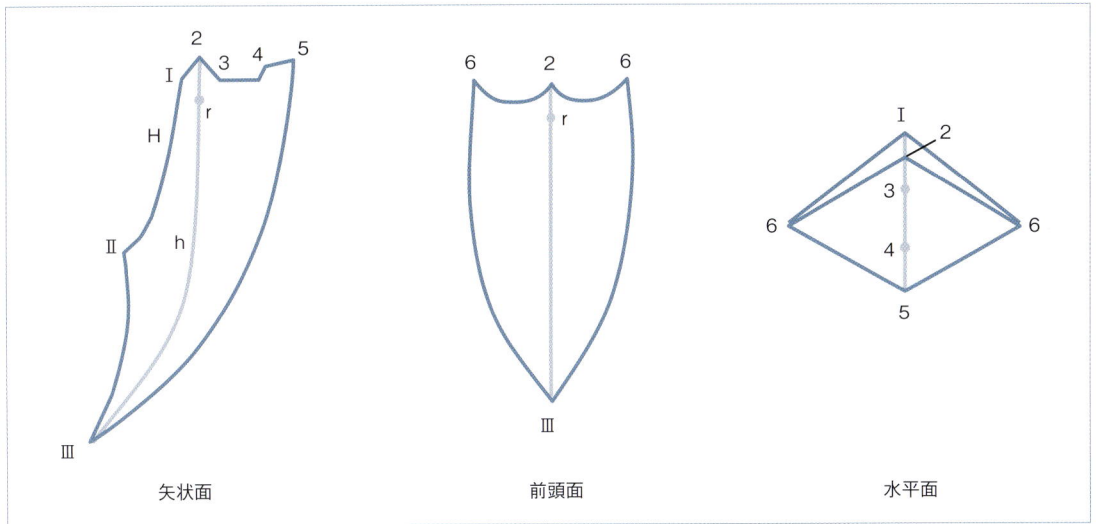

矢状面　　　　　前頭面　　　　　水平面

図 4-6　下顎切歯点の限界運動路（図中の記号は図 4-5 を参照）

2）下顎切歯点の限界運動路

（1）矢状面における限界運動路（図 4-6）

　後方限界では，最後退接触位から開口すると切歯部で 20 〜 25 mm の範囲までは蝶番運動を行い，それ以上では下顎頭が前下方に移動しながら回転するため，異なる弧を描き，最大開口位に達する．上方限界は，最後退接触位から最前方咬合位までの経路であり，咬合状態により変化し，咬頭嵌合位（中心咬合位）が最上方に位置する．前方限界は，最前方咬合位から最大開口位までの経路である．咬頭嵌合位から習慣的に開口運動した経路上に下顎安静位があり，さらに開口すると最大開口位に達する．

(2) 前頭面における限界運動路（図 4-6）

　最上方は咬頭嵌合位（中心咬合位）に一致し，左右側へ広がり，開口量が大きくなると，側方への運動範囲が狭くなり，最下方では最大開口位に一致する．この経路は側方限界運動路とよばれ，健常者では左右的に対称である．なお，この側方限界運動路には個人差がある．

(3) 水平面における限界運動路（図 4-6）

　最後退接触位から後方の側方限界運動および最前方咬合位から前方の側方限界運動をそれぞれ行わせ，下顎切歯点に描記針を置き，水平面の描記板上に運動路を描かせると，左右側の側方限界運動路と相互に交わり，菱形をなす．この運動範囲では，前後の頂点はそれぞれ鈍角で，左右側の側方限界位は鋭角を示す．最後退接触位からの左右側方限界運動路は，**ゴシックアーチ**とよばれ，健常者では，側方描記路は左右対称的で，ほぼ同じ長さを有する（図 4-7）．

4. 下顎運動

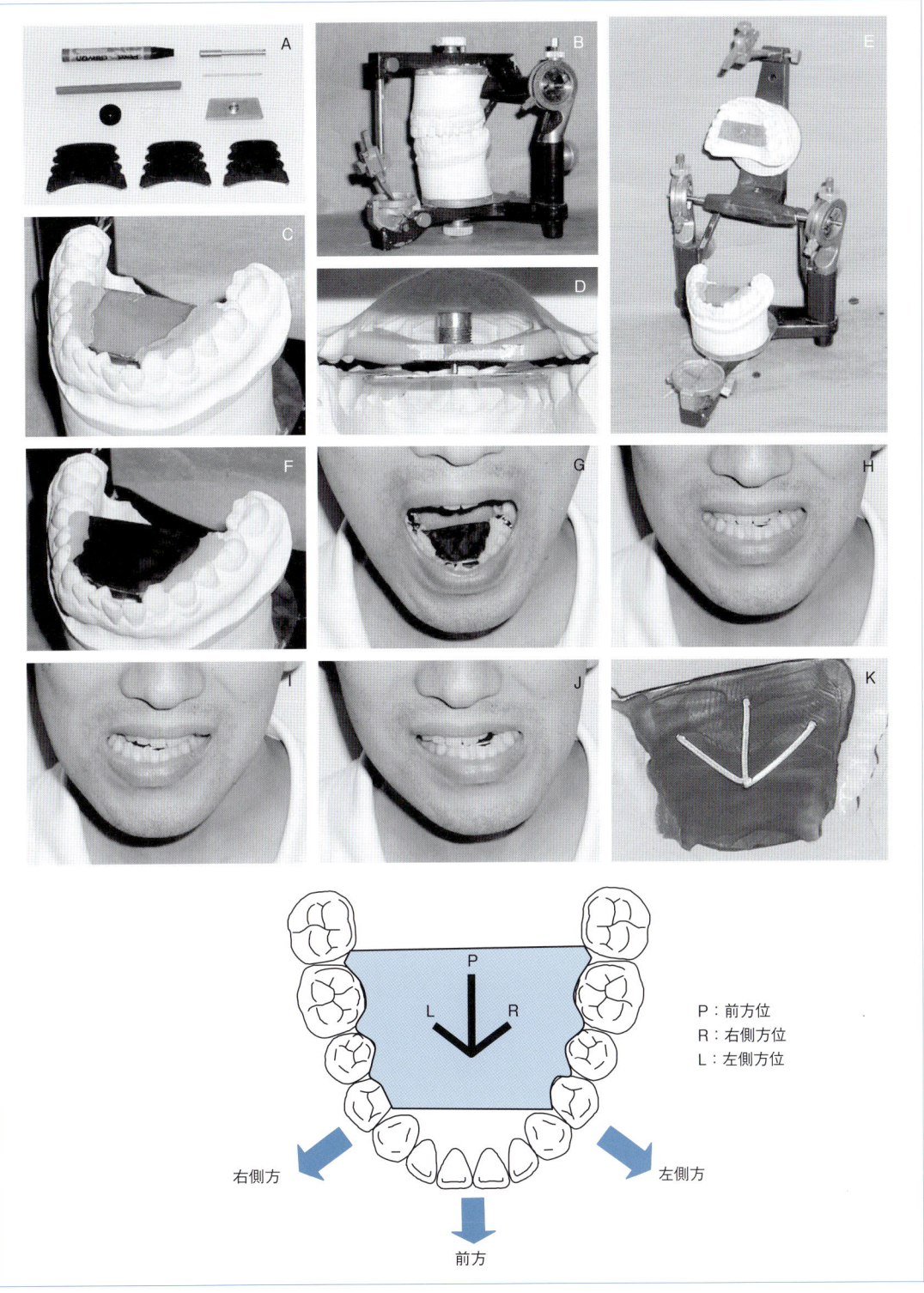

P：前方位
R：右側方位
L：左側方位

図 4-7　ゴシックアーチ描記装置と使用手順
A：ゴシックアーチ描記装置一式，B：上下顎模型の咬合器装着，C：描記板の設定，D：描記針の設定，E：ゴシックアーチ描記装置の完成，F：描記板へのマーカーの付着，G：ゴシックアーチ描記装置の口腔内装着，H：前方運動，I：右側方運動，J：左側方運動，K：ゴシックアーチ

4 下顎の機能運動

1) 咀嚼時の下顎運動（咀嚼運動）

咀嚼運動中の下顎の全運動経路を咀嚼周期（咀嚼サイクル）という．

（1）咀嚼サイクルの特徴

① 運動経路や所要時間には個人差があり，咀嚼する食品の性状（硬さや大きさ）によっても異なる．
② 作業側に片寄った上方に尖形の涙滴状の形態になる．
③ 食品が大きいときは咀嚼サイクルも大きくなり，1サイクルに要する時間も長くなる．
④ 咀嚼運動経路は規則的で近似しているものの，個々のサイクルは咀嚼の進行に伴いわずかに変化し，同じ軌跡を通ることはない（Ahlgren, 1977）．

Zsigmondy（1912）は咀嚼運動の経路について研究し，3相からなる咀嚼運動相を発表した．これは下顎が咀嚼運動を営むときに咬頭嵌合位から下方へやや作業側寄りに開口し（第1相），開口位から徐々に側方へ偏位して（第2相），再び咬頭嵌合位に戻る（第3相）という，ほぼ三角形の運動経路である．その後，Gysi は，Zsigmondy の第3相に相当する閉口路の終末付近で，歯が接触滑走し，次いで咬頭嵌合位へ移動するという4相説を示した．また，中沢は，Gysi のいう第4相で咬頭嵌合位に戻った運動が，さらに反対側まで延長することがあるとして5相説を打ち出した（図4-8）．

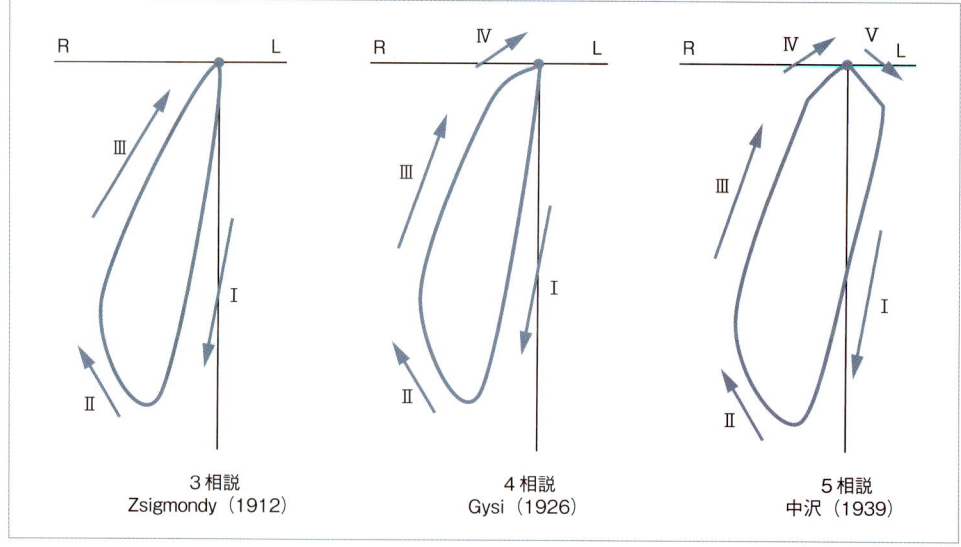

図4-8 咀嚼周期

4. 下顎運動

　咀嚼運動は，開口運動と側方運動を含むため，両側下顎頭が前下方に移動し，非咀嚼側の下顎頭のほうが咀嚼側下顎頭よりも運動量が多いが，切歯点の運動に比べるとかなり少ない（図 4-9，10）．

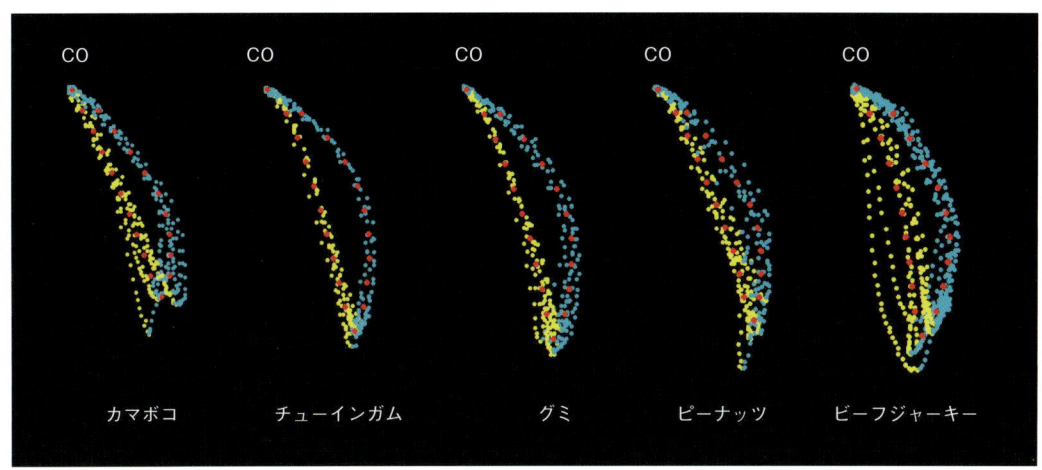

図 4-9　各種食品咀嚼時の下顎切歯点の運動経路（左側咀嚼時）
黄色：開口時，青色：閉口時，赤色：平均経路，CO：中心咬合位

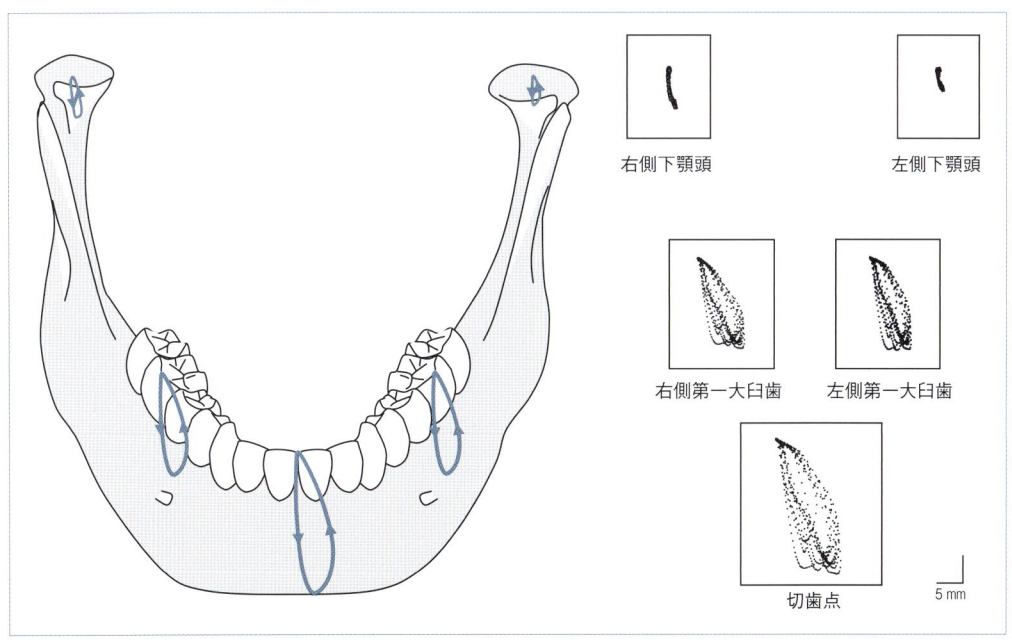

図 4-10　咀嚼運動時の下顎切歯点と両側下顎頭の動き（左側咀嚼時）

31

顎口腔機能学

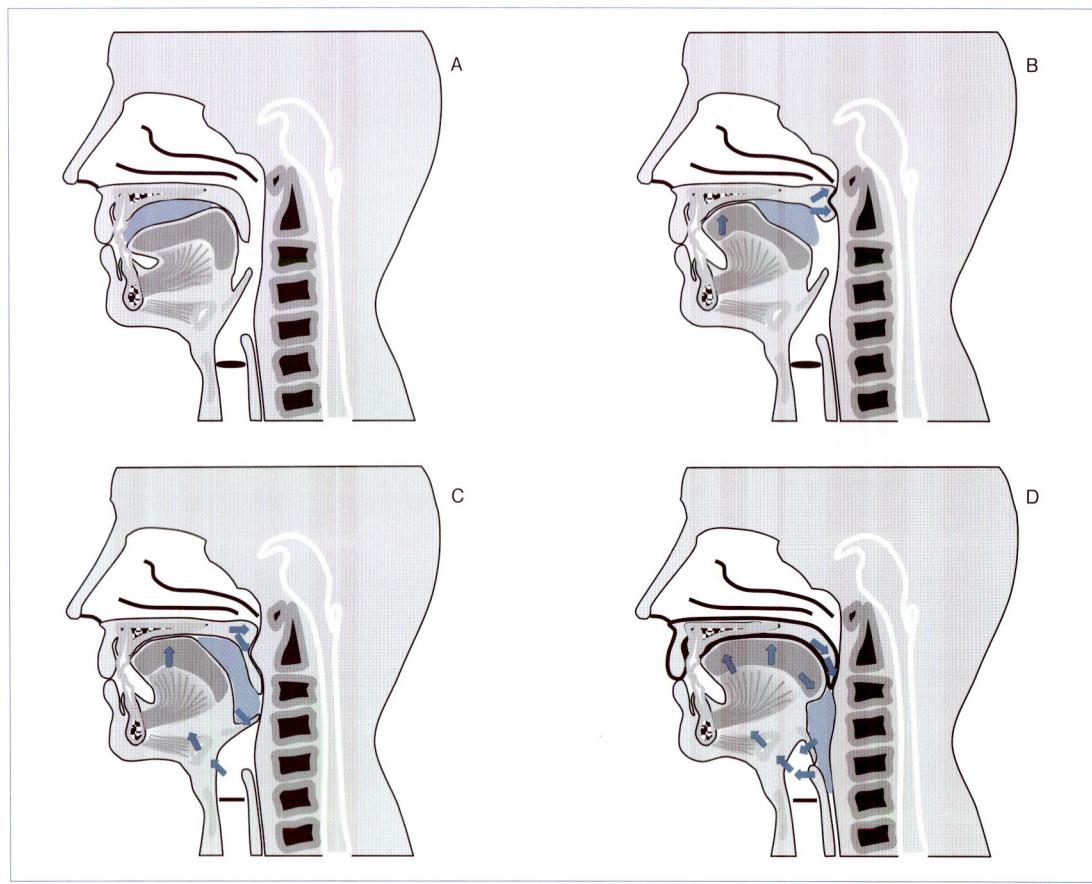

図 4-11　嚥下運動の過程
A：咀嚼によって食塊が形成される．B，C：軟口蓋の挙上によって鼻咽腔が閉鎖され，食物の鼻腔への逆流が阻止され，舌の挙上によって食塊が後方へと輸送される．D：舌の後退と挙上によって咽頭腔と口腔とが遮断される．喉頭蓋の反転によって喉頭の入口が閉鎖され，食塊が気管に流れ込まないようにし，食道へ輸送される

2）嚥下時の下顎運動（嚥下運動）

　食塊形成された食物を飲み込むときの下顎の運動を**嚥下運動**という（図 4-11）．嚥下時に下顎が閉口し，上下顎の歯が接触する下顎位は，**嚥下位**とよばれる．健常有歯顎者においては，嚥下時の下顎位が咬頭嵌合位付近にあることから，嚥下運動をさせて無歯顎者の垂直的・水平的な下顎位を決定する方法が用いられている．実際には，咬合高径を仮に定めておき，下顎咬合堤を一層軟化しておくか，あるいは若干咬合高径を低くしておき，ソフトワックス小球を咬合堤間において，空口嚥下を行わせることにより，記録する．

3）発音時の下顎運動

　下顎は，その位置によって口腔の容積や形態が変化することから，口唇や舌の運動と協調して種々の音を発生させている．したがって，発音時の下顎位（**発音位**）は重

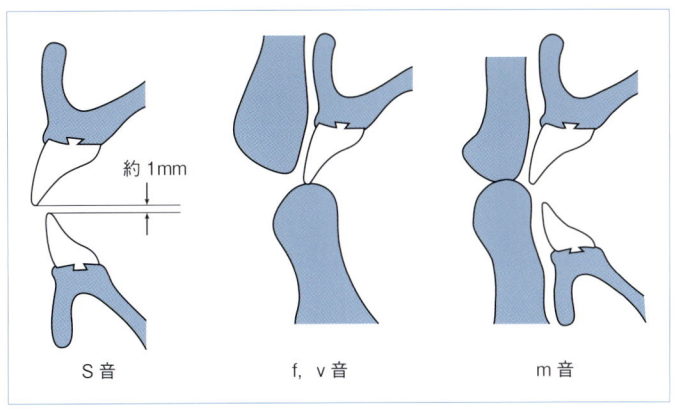

図 4-12 発音時の下顎位

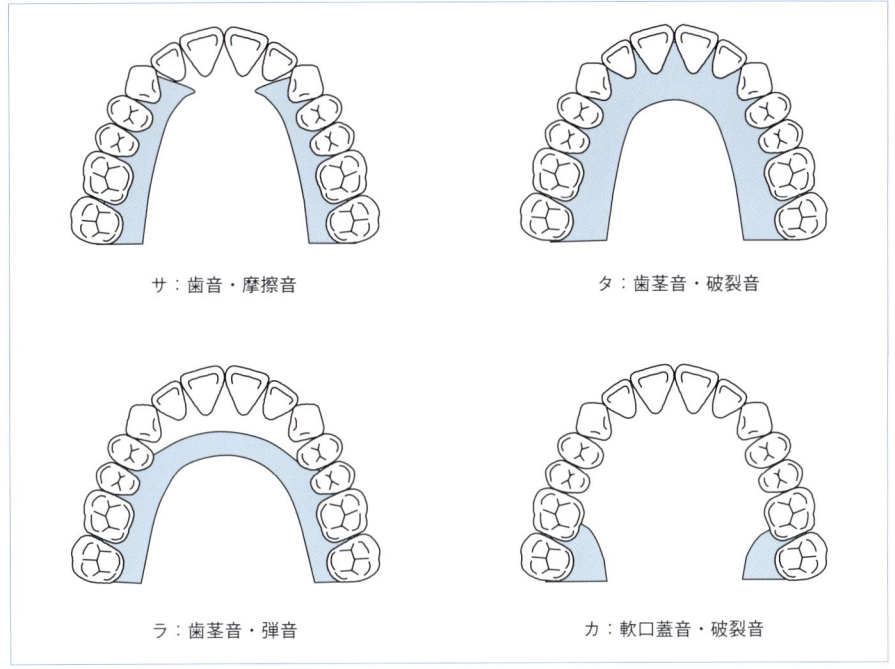

図 4-13 パラトグラム
青色の部分は発音時における舌の接触範囲を示す

要な役割を果たしている．発音時に下顎が特定の位置をとることが知られており，S音を発したときの下顎位では，下顎が上顎に最も近接し，約 1 mm の最小発音間隙をとることから，無歯顎者の下顎位の決定に用いられている（図 4-12）．

発音時の舌と口蓋の構音状態を観察する方法として，**パラトグラム**がある．構音動態の把握や発音障害の回復程度を確認することができる（図 4-13）．また，この方法は，口腔内が大きく変化する義歯患者にも用いられる．

5 歯の接触様式

到達目標

① 機能咬頭，非機能咬頭および被蓋関係を説明できる．
② 咬頭嵌合位と偏心位の咬合接触を説明できる．
③ 咬合干渉の種類と原因を列挙できる．

1 歯の形態と機能

1) 機能咬頭と非機能咬頭

　　咀嚼運動中に対合歯の咬合面窩あるいは辺縁隆線部にかみ込み，食物を咬断・粉砕・臼磨する咬頭を**機能咬頭**といい，上顎臼歯の舌側咬頭と下顎臼歯の頬側咬頭がそれにあたる（図 5-1）．また，これらの咬頭は，咬合を支持するため，**支持咬頭**ともよばれる．

　一方，上顎臼歯の頬側咬頭と下顎臼歯の舌側咬頭は，**非機能咬頭**といわれ，咀嚼運動中に対合歯の咬合面にかみ込まないが，機能咬頭を被蓋し，頬舌粘膜を保護したり，食物を咬合面に保持するのに役立っている（図 5-2）．

2) 被　蓋

　　上下顎歯列の形態を観察すると，上顎歯列が下顎歯列をひさし状に覆っている．これを**被蓋**といい，水平的な被蓋［**水平被蓋**（horizontal overlap，**オーバージェット**）］

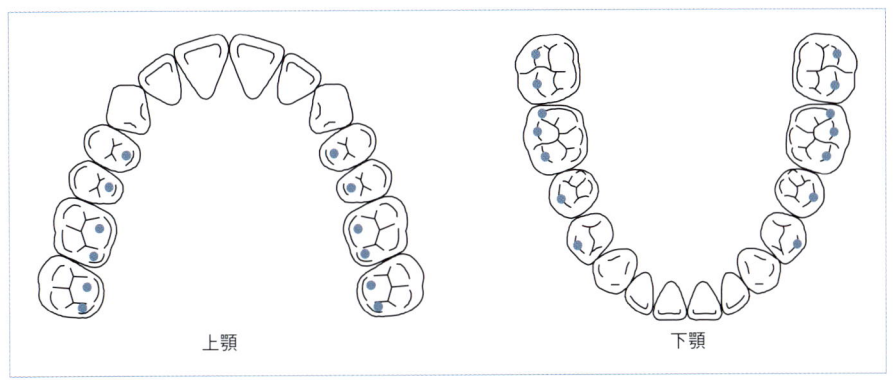

図 5-1　**機能咬頭**

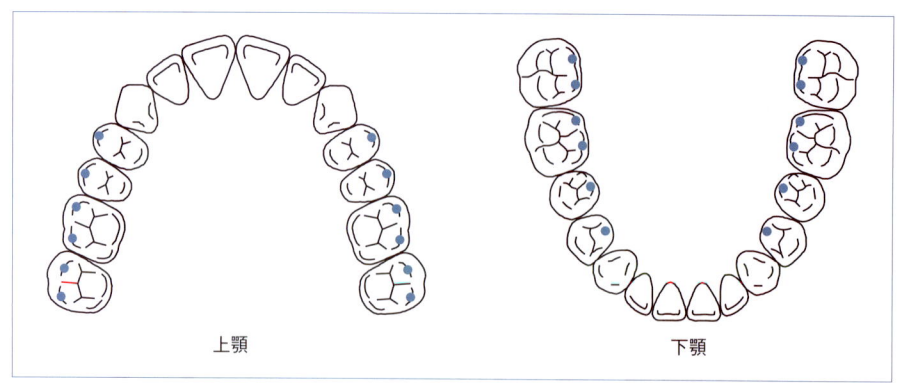

図 5-2　非機能咬頭

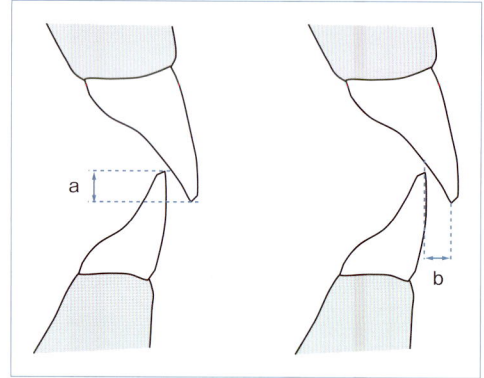

図 5-3　前歯部の被蓋
a：垂直被蓋（オーバーバイト），b：水平被蓋（オーバージェット）

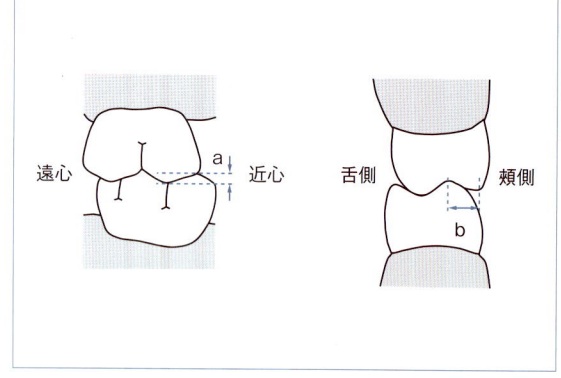

図 5-4　臼歯部の被蓋
a：垂直被蓋（オーバーバイト），b：水平被蓋（オーバージェット）

と垂直的な被蓋［**垂直被蓋**（vertical overlap，**オーバーバイト**）］とに分けられる（図 5-3，4）．健常者の理想的な咬合では，咬頭嵌合位において上顎歯列が下顎歯列を水平的にも垂直的にも覆っており，前歯部の被蓋の程度は偏心運動時のアンテリアガイダンス（前方誘導）や臼歯離開咬合，さらに臼歯部の咬頭傾斜などと密接に関わりをもつ．

2 咬頭嵌合位における咬合接触

　咬頭嵌合位における咬合接触は，機能咬頭が対合歯とかみ合う状態によって，カスプトゥフォッサ（咬頭対窩）とカスプトゥリッジ（咬頭対辺縁隆線）の2つのタイプに分類される．

下顎滑走運動時における前方の歯の誘導をアンテリアガイダンス，後方の顎関節による誘導をポステリアガイダンスという．

5. 歯の接触様式

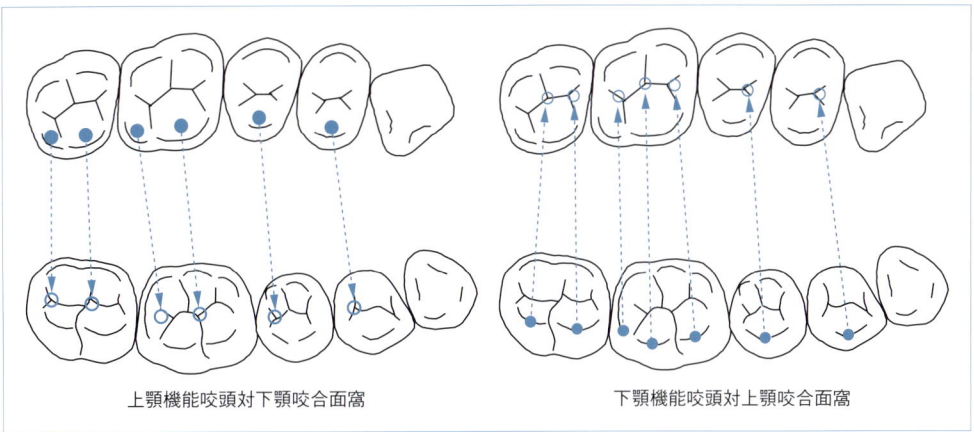

図 5-5　**カスプトゥフォッサ**

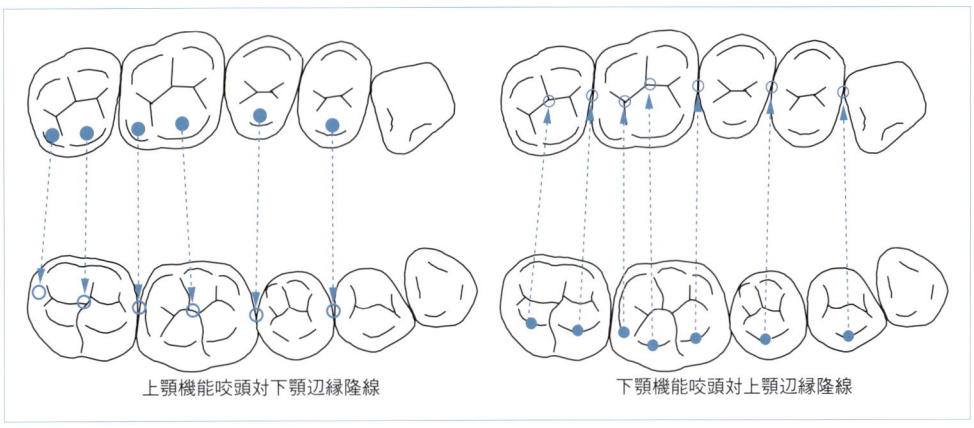

図 5-6　**カスプトゥリッジ**

1）カスプトゥフォッサ（咬頭対窩，図 5-5）

　　カスプトゥフォッサの咬合接触は，各機能咬頭が対合歯の咬合面窩にかみ込む咬合接触であり，1 歯対 1 歯の関係となる．小臼歯では，下顎小臼歯の頬側咬頭は上顎小臼歯の近心窩，上顎小臼歯の舌側咬頭は下顎小臼歯の遠心窩，大臼歯では，下顎大臼歯の頬側咬頭は上顎大臼歯の窩，上顎大臼歯の舌側咬頭は下顎大臼歯の中央窩あるいは遠心窩にそれぞれ咬合接触する．これらの咬合接触は，咬合力の効果的な分散と下顎位の安定性が得られ，理想的であるとされている．

2）カスプトゥリッジ（咬頭対辺縁隆線，図 5-6）

　　カスプトゥリッジの咬合接触は，各機能咬頭が対合歯の辺縁隆線にかみ込む咬合接触であり，1 歯対 2 歯の関係となる．この咬合接触では，歯軸方向に咬合力を伝達させることが難しく，機能咬頭が対合歯の辺縁隆線にかみ込むときに対合歯を偏位させる危険性がある．

37

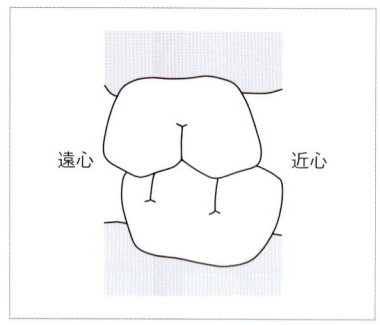
図 5-7 矢状面での咬合接触

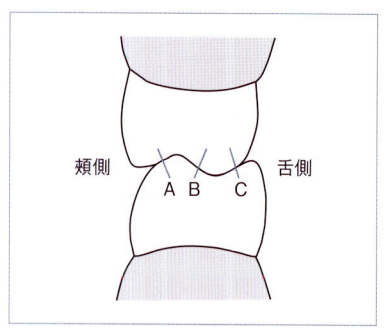
図 5-8 前頭面での咬合接触（ABCコンタクト）

3）矢状面・前頭面での咬合接触

　　上下顎歯の咬合接触状態について，矢状面観では，上顎歯の遠心傾斜面が下顎歯の近心傾斜面と接触し，上顎歯の近心傾斜面が下顎歯の遠心傾斜面と接触（図 5-7），前頭面観では，上顎頰側咬頭内斜面と下顎頰側咬頭外斜面，上顎舌側咬頭内斜面と下顎頰側咬頭内斜面，上顎舌側咬頭外斜面と下顎舌側咬頭内斜面の 3 点（ABC コンタクト）で接触し（図 5-8），咬合の安定が得られるといわれている．ただし，B コンタクトが失われると上下顎歯に回転力が生じ，歯の傾斜や移動が起こり，咬合干渉の原因となることがある．

3 偏心位における咬合接触（咬合様式）

　　偏心位における咬合様式（咬合接触の状態）は，**犬歯誘導咬合，グループファンクション，両側性平衡咬合（フルバランスドオクルージョン）**に大別される．

1）犬歯誘導咬合

　　下顎の側方滑走運動を作業側（下顎の移動側）の犬歯のみで誘導する咬合様式をいい，臼歯は咬合接触せずに離開する（図 5-9）．
　　犬歯は，太く長い歯根が緻密な歯槽骨内に深く植立し，歯冠－歯根比も良好であるため，側方運動時に生じる側方力に耐えることができる．また，わずかな刺激にも敏感であり，顎関節から離れた位置にあり，強い力を受けにくい．さらに，犬歯の歯根膜の感覚受容が自己受容性に働いて，下顎の位置や顎運動を制御できるといった特徴を有している．しかしながら，歯は側方力に弱く，垂直力の 1/16 しか耐えられないため，負担過重になることがある．したがって，犬歯が健全であり，下顎運動が上顎犬歯の舌側面形態に調和する場合にのみ良好な結果をもたらすが，その許容力を越えると，犬歯とその歯周組織は過度の側方圧を負担することで咬合性外傷が生じる．

5. 歯の接触様式

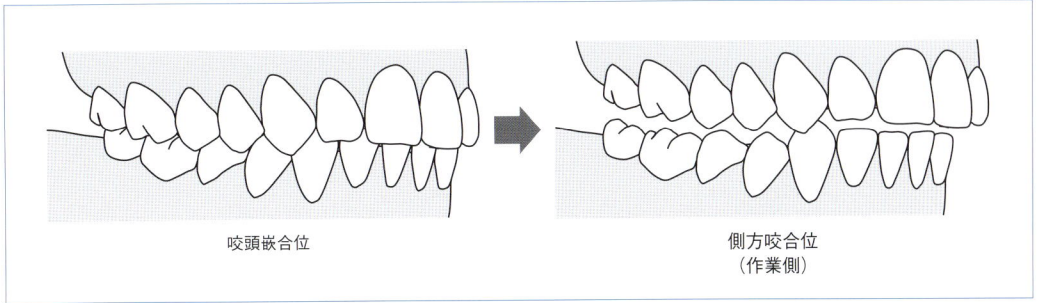

図 5-9　犬歯誘導咬合

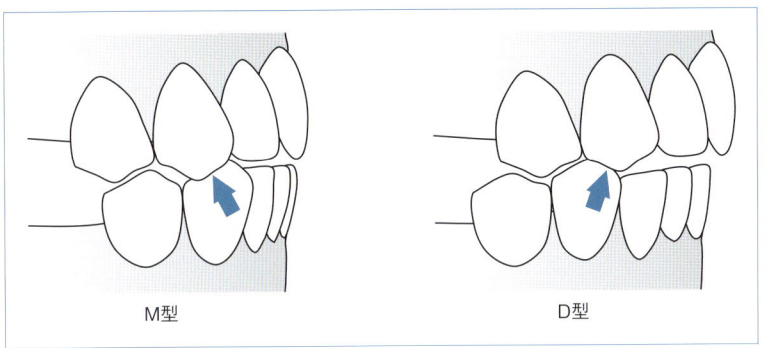

図 5-10　側方滑走運動のガイド
M型：上顎犬歯近心面が誘導，D型：上顎犬歯遠心面が誘導

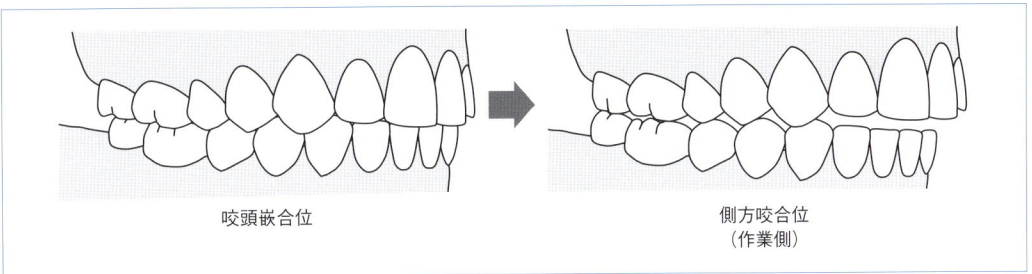

図 5-11　グループファンクション

（1）犬歯誘導時の歯のガイド（M型とD型）

上顎犬歯舌側近心面と下顎犬歯唇側遠心面で側方運動が誘導されるものをM型のガイド，逆に上顎犬歯舌側遠心面と下顎犬歯唇側近心面で誘導されるものをD型のガイドとよぶ（図5-10）．D型のガイドは，作業側の下顎頭を後方に誘導する可能性があり，顎関節への負荷要因となると考えられている．

2）グループファンクション

下顎の側方滑走運動を作業側の複数歯が誘導し，平衡側（非作業側）の歯は咬合接触せずに離開する咬合様式（図5-11，12-A）をグループファンクションという．

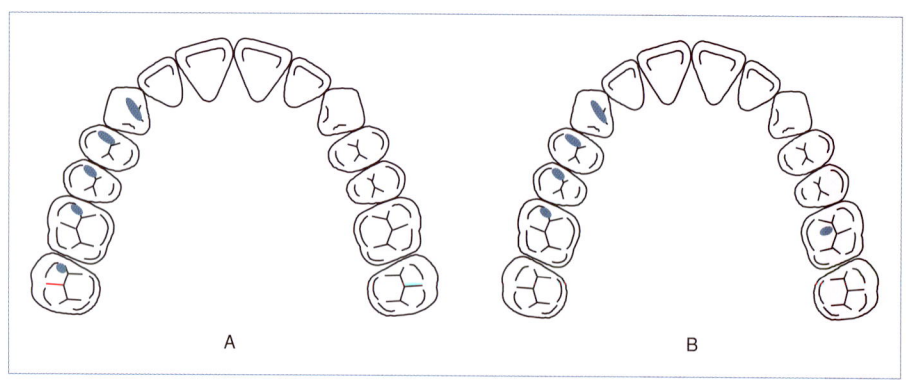

図 5-12　グループファンクションにおける側方滑走運動時の咬合接触（右側方運動時）
A：下顎の側方滑走運動を作業側の複数歯が誘導し，平衡側（非作業側）の歯は咬合接触せずに離開する咬合様式．B：平衡側の歯の咬合接触がある咬合様式

　しかしながら，このような咬合様式を有する者が少ないため，平衡側の歯の咬合接触がある様式（図 5-12-B）もグループファンクションとよばれている．

　側方滑走運動時に生じる側方力を作業側の複数歯で分担できることや，平衡側（非作業側）の咬合接触がない場合に，側方滑走運動時における平衡側（非作業側）の歯の有害な咬合接触を防止できるなどの利点がある．しかしながら，側方滑走運動時における作業側臼歯の接触は歯に側方力を生じ，この力は後方臼歯ほど大きく，顎関節部の負荷も大きくなる．したがって，側方滑走運動時に作業側の小臼歯までで下顎を誘導するのが好ましく，大臼歯については咬頭嵌合位付近では接触していても咬頭嵌合位から離れた側方咬合位では離開するほうがよいとされている．

側方運動時における機能咬頭と対合歯咬合面との対向関係

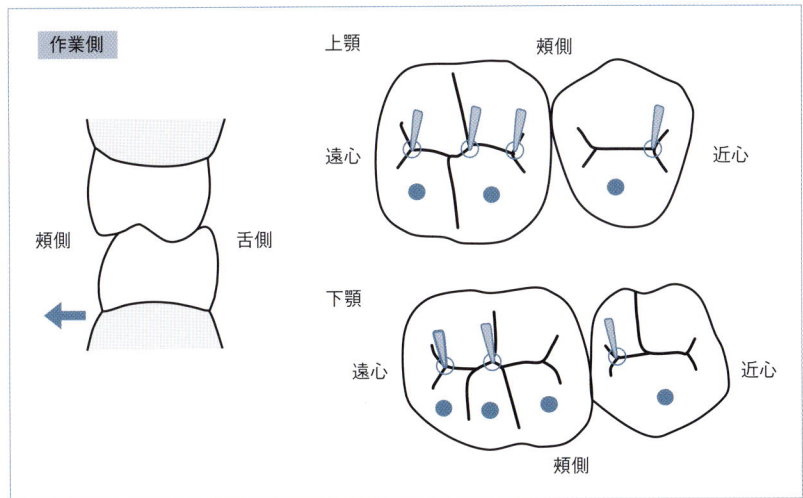

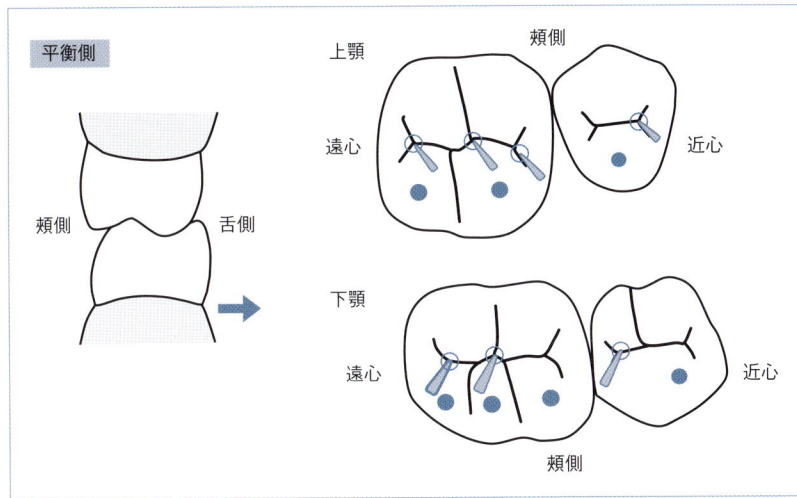

顎口腔機能学

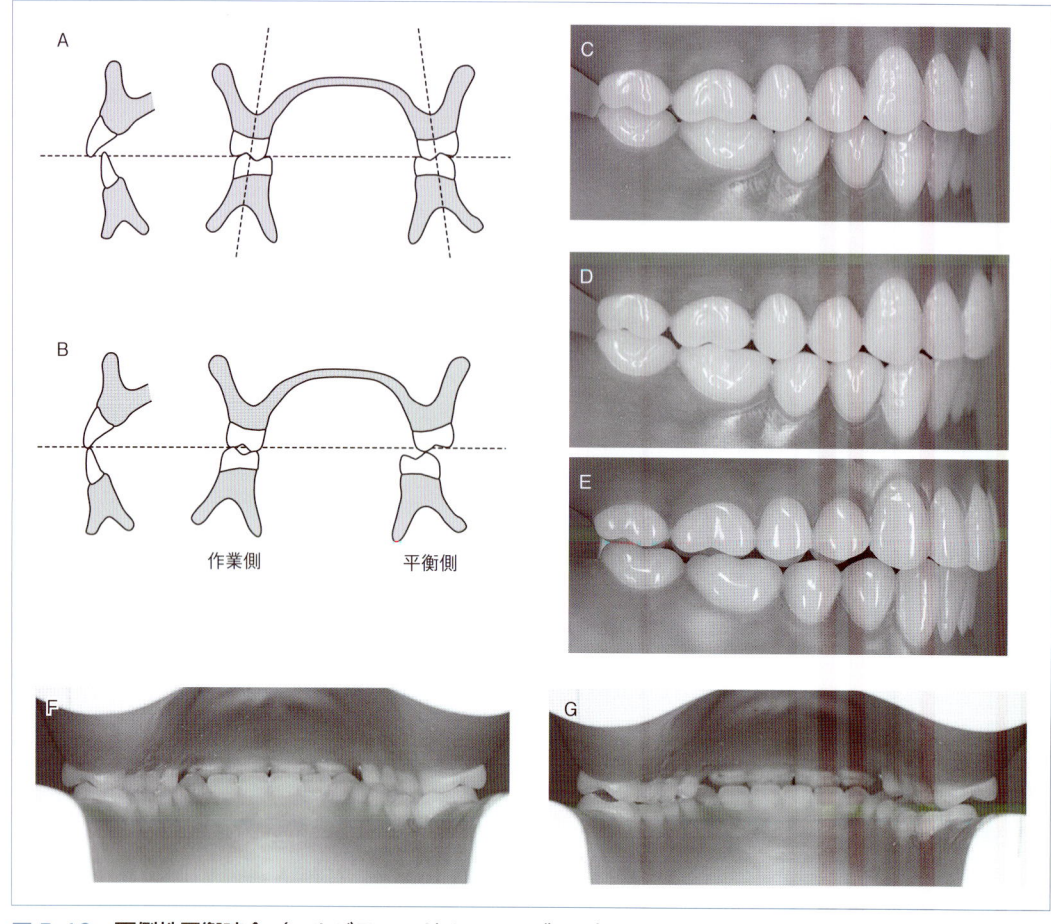

図 5-13　両側性平衡咬合（フルバランスドオクルージョン）
A：中心咬合位（咬頭嵌合位），B：偏心咬合位
C：中心咬合位（咬頭嵌合位）（側面観），D：作業側（側面観），E：平衡側（側面観）
F：中心咬合位（咬頭嵌合位）（後面観），G：偏心咬合位（後面観）

3）両側性平衡咬合（フルバランスドオクルージョン）

　　解剖学的（有咬頭）人工歯を歯槽頂間線の法則（『有床義歯技工学』参照）に従って排列（下顎臼歯の頰側咬頭内斜面の中央と上顎臼歯の舌側咬頭内斜面の中央を通る）し，下顎の偏心位において，作業側および平衡側の両側で，上下顎歯が咬合接触するようにした咬合をいい，全部床義歯（総義歯）に望ましい咬合様式の1つとされている（図 5-13）．

　　これは，咀嚼時に作業側人工歯にかかる義歯を離脱させようとする力を平衡側（非作業側）の人工歯の咬合接触で防ぐ咬合様式であり，側方咬合位において，作業側では，上顎頰側咬頭内斜面と下顎頰側咬頭外斜面，上顎舌側咬頭外斜面と下顎舌側咬頭内斜面，平衡側では，上顎舌側咬頭内斜面と下顎頰側咬頭内斜面が咬合接触する．

両側性平衡咬合（フルバランスドオクルージョン）から平衡側の咬合接触を除去した咬合様式を片側性平衡咬合という．この咬合様式では，作業側の頰舌側咬頭の咬合接触により，平衡がとれている．

5. 歯の接触様式

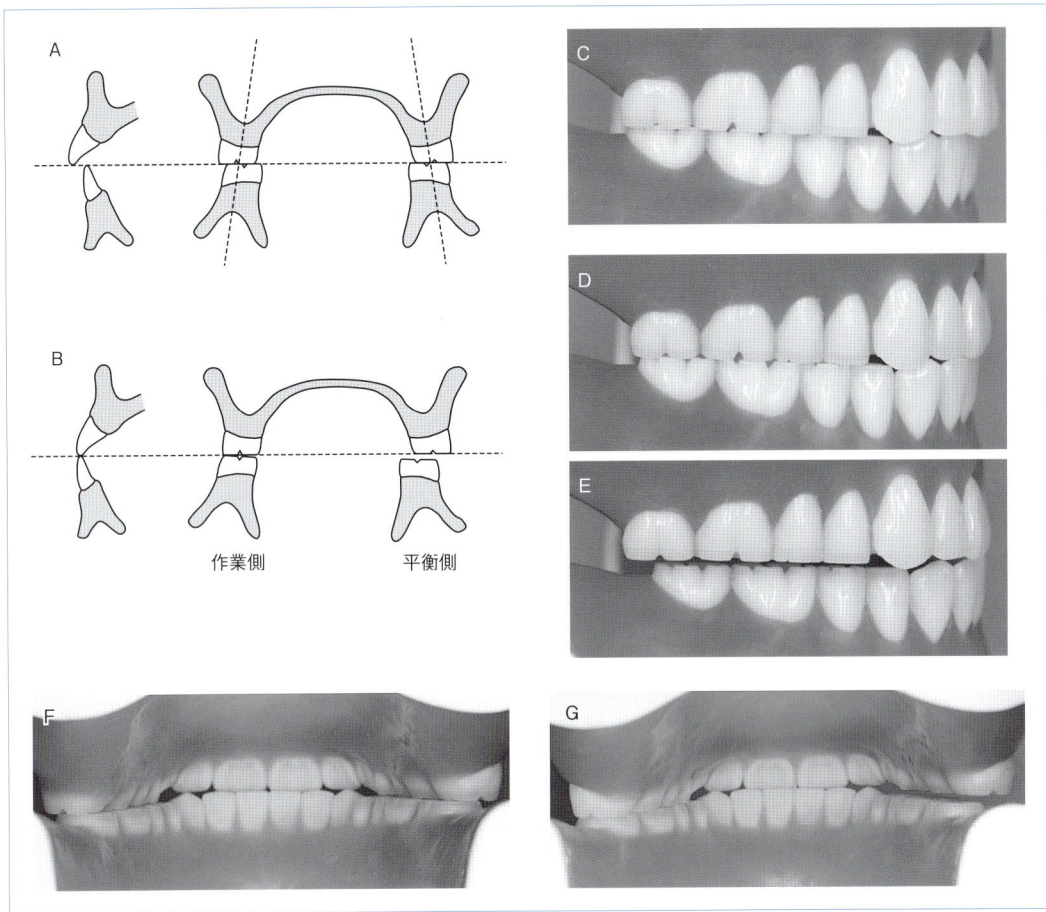

図 5-14 モノプレーンオクルージョン
A：中心咬合位（咬頭嵌合位），B：偏心咬合位
C：中心咬合位（咬頭嵌合位）（側面観），D：作業側（側面観），E：平衡側（側面観）
F：中心咬合位（咬頭嵌合位）（後面観），G：偏心咬合位（後面観）

4）その他の咬合様式

全部床義歯の咬合様式には，両側性平衡咬合（フルバランスドオクルージョン）のほかにモノプレーンオクルージョンやリンガライズドオクルージョンがある．

（1）モノプレーンオクルージョン

側方咬合力を除去するため，咬頭傾斜が 0°の無咬頭人工歯を咬合彎曲を付与せずに平坦に排列する咬合様式をいう（図 5-14）．したがって，偏心運動時に非平衡咬合となるが，最後方臼歯を通常の調節彎曲に合わせて傾斜させるか，または最後方臼歯の後部の床に突起部（バランシングランプ）を形成して両側性平衡咬合（フルバランスドオクルージョン）をとる方法もある（図 5-15）．また，通常の全部床義歯補綴に加え，咀嚼系に機能障害がある症例にも治療用義歯（『有床義歯技工学』参照）のための咬合型としても応用される．

顎口腔機能学

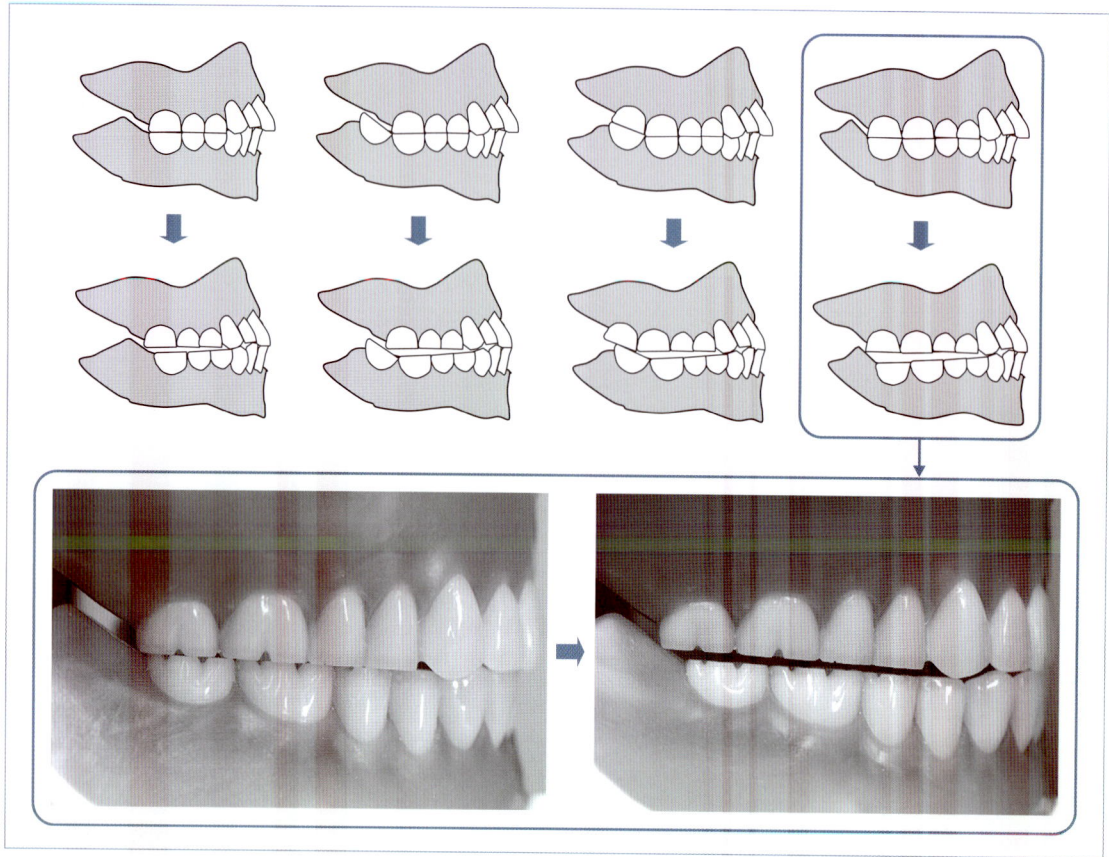

図 5-15 スリーポイントバランスドオクルージョン
無咬頭臼歯をモノプレーンオクルージョンで排列するが，両側最後方臼歯を矢状面，前頭面ともに傾斜させて，前歯部と両側最後方臼歯の3点のみで偏心位のバランスをとる．最後方臼歯も平坦に排列し，最後方臼歯の後部にバランシングランプ（下顎最後方部に形成された斜面）を形成する術式もある

（2）リンガライズドオクルージョン

両側性平衡咬合（フルバランスドオクルージョン）から，下顎歯の頰側咬頭の接触を除去した咬合様式であり，作業側では上顎歯の舌側咬頭が下顎歯の舌側咬頭内斜面に接し，平衡側では上下顎歯が離開する場合と接触する場合がある（図5-16）．

5. 歯の接触様式

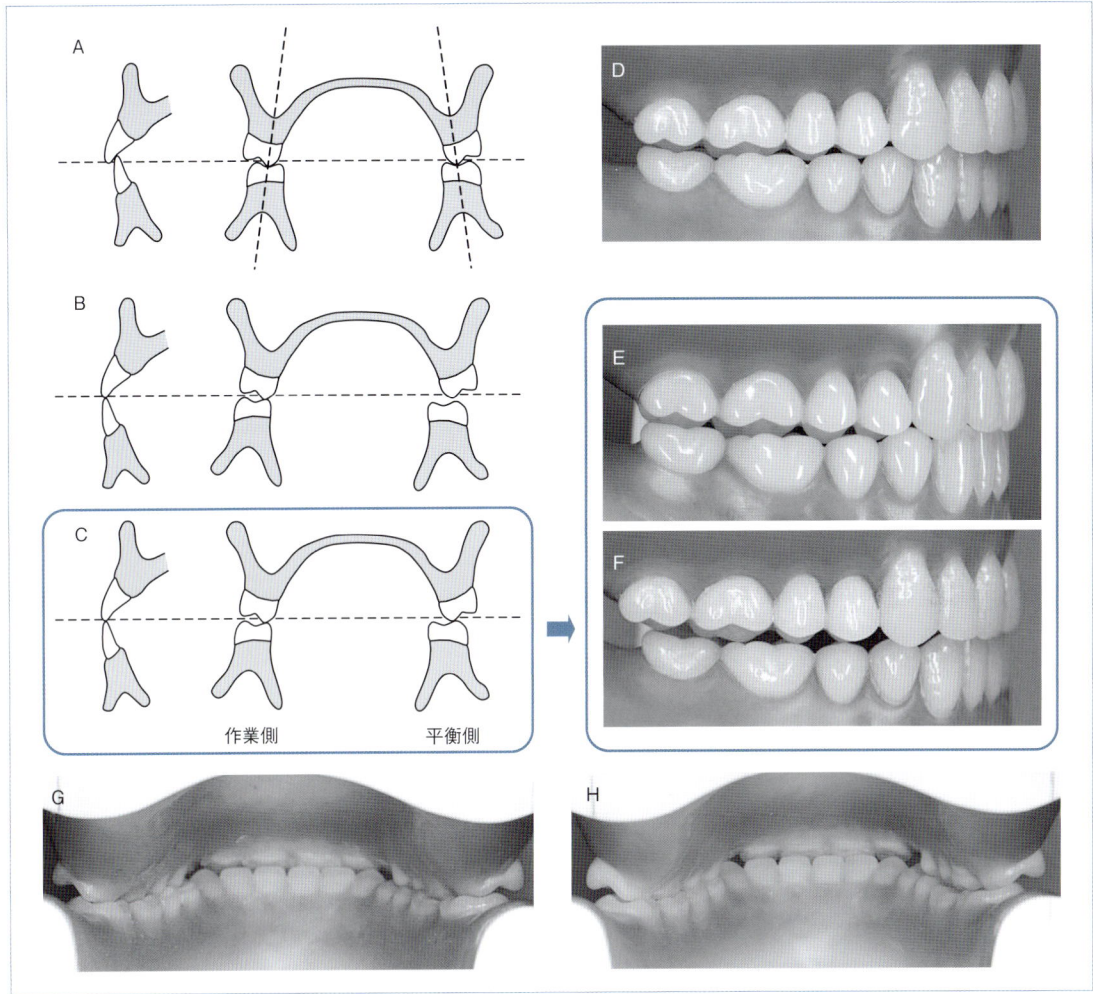

図 5-16　リンガライズドオクルージョン
A：中心咬合位（咬頭嵌合位），B：偏心咬合位（平衡側が離開する場合），
C：偏心咬合位（平衡側が接触する場合）
D：中心咬合位（咬頭嵌合位）（側面観），E：作業側（側面観），F：平衡側（側面観）
G：中心咬合位（咬頭嵌合位）（後面観），H：偏心位（後面観）

4 咬合干渉

咬合干渉は，正常な下顎運動を妨げる咬合接触をいい，咬頭嵌合位での**早期接触**と偏心咬合位での**咬頭干渉**がある．

1）咬頭嵌合位の咬合干渉

咬頭嵌合位での咬合干渉には**早期接触**があり，閉口によって上下顎の歯が接触する際，1歯ないし数歯のみが早期に咬合接触する状態をいう．

早期接触の原因としては，咬合面形態の不良，咬合平面の異常ならびに下顎運動制

顎口腔機能学

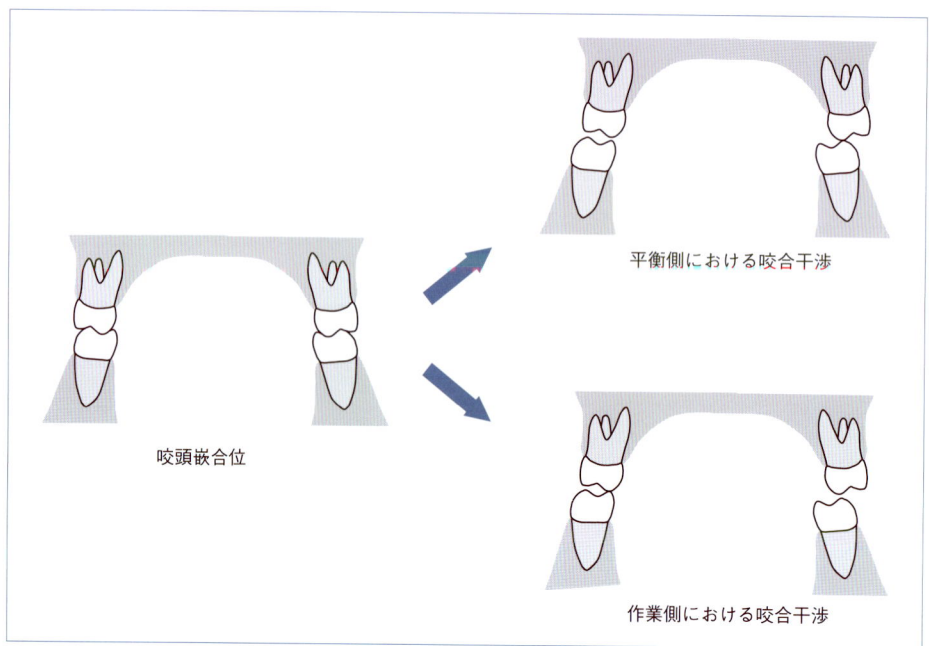

図 5-17　偏心位の咬合干渉

御の異常などが考えられる．咬合面形態の不良は，主として齲蝕，咬耗による歯質の欠損あるいは不適切な補綴装置などによって引き起こされる．また，咬合平面の異常は，主として歯周疾患，歯の喪失，歯列の乱れなどが原因と考えられる．下顎運動制御の異常は，顎関節構造の形態・機能的異常あるいは関連筋群の異常により発現すると考えられる．

2）偏心位の咬合干渉

偏心位の咬合干渉には咬頭干渉があり，下顎偏心咬合位への滑走運動を行う際に円滑な下顎運動が障害される咬合接触状態をいう（図5-17）．咬頭干渉を引き起こす原因としては，歯のガイドの不良（異常），歯の位置の不良（異常），咬合面の形態の不良（異常）ならびに咬合平面の異常（不良）などがあり，これらの状態は早期接触と同様の原因によって発現すると考えられる．

6 咬合器

到達目標

① 咬合器の種類，機構および使用目的を説明できる．
② フェイスボウの取り扱いを説明できる．
③ 咬合採得の手順を列挙できる．
④ 咬合器の使用手順と調節方法を説明できる．

咬合器とは，上下顎模型の装着が可能であり，頭蓋に対する顎と歯の相対的位置関係および各種下顎位や下顎運動を生体外に再現する器械をいう．

1 咬合器の使用目的

咬合器を使用する主な目的は，生体の上下顎歯列の位置関係や下顎運動を生体外で再現することにより，形態的・機能的に調和した補綴装置を製作することであるが，咬合関係の検査にも用いられる．ただし，咬合器上での下顎運動は，生体の下顎運動と近似するものの，完全には一致しないこと，歯列模型が生体の粘弾性を再現できないことを踏まえる必要がある．

2 咬合器の機構と分類

形態的には，上弓と下弓の2部分から構成されるが，機能的には，顆路調節機構である関節部，切歯路調節機構である切歯指導部，模型を装着する体部から構成される（図6-1，2）．形態および機能的にさまざまに分類されるが，一般には，調節機構に基づいて，**解剖学的咬合器（顆路型咬合器）**と**非解剖学的咬合器（非顆路型咬合器）**とに大別される（図6-3）．

1）解剖学的咬合器（顆路型咬合器）

顆路の再現を重視し，関節部の構造が生体の顎関節に類似している咬合器をいう．
平均値咬合器，半調節性咬合器，全調節性咬合器の3群に分類される．また，調節性咬合器は，顆路調節機構の位置の違いにより，上弓に顆路指導部をもち下弓に顆頭球（コンダイル）を備えた構造の**アルコン型咬合器**と，上弓に顆頭球をもち下弓に顆路指導部を備えた構造の**コンダイラー型咬合器**の2つに分類される．さらに，顆路調

顎口腔機能学

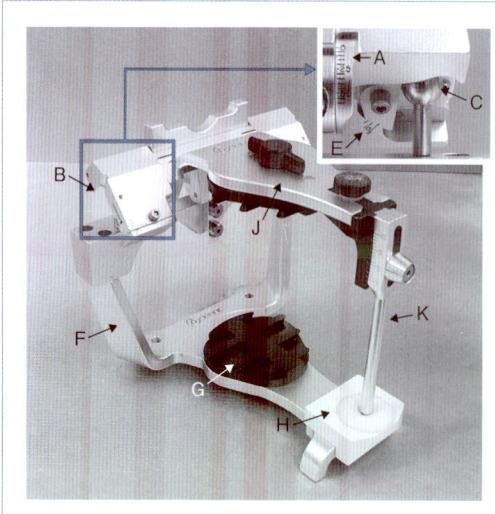
アルコン型咬合器

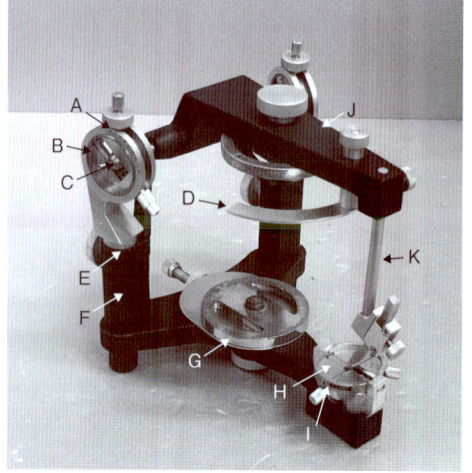
コンダイラー型咬合器

図 6-1　咬合器各部の名称
A：矢状顆路傾斜角目盛，B：関節部，C：顆頭球，D：リファレンスインディケーター，E：側方顆路角目盛，F：下弓，G：マウンティングプレート（リング），H：切歯指導板（インサイザルテーブル），I：側方切歯路傾斜角目盛，J：上弓，K：切歯指導釘（インサイザルピン）

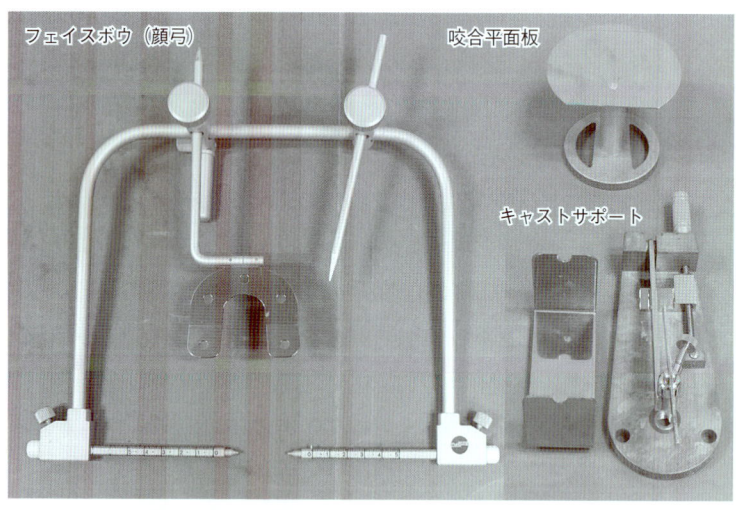

図 6-2　咬合器の付属品

節機構の違いにより，箱型をした顆路指導部の壁面に沿って顆頭球が移動するボックス型と，溝状の顆路に沿って顆頭球が移動するスロット型の2つに分類される（図6-4，5）．

（1）平均値咬合器

矢状顆路傾斜角，側方顆路角，切歯路角，バルクウィル角，ボンウィル三角，顆頭間距離などの下顎運動の各要素を解剖学的平均値に固定した非調節性咬合器をいう（Simplex咬合器では矢状切歯路傾斜角を変更できる）（図6-6，表6-1）．

6. 咬合器

```
解剖学的咬合器 ─┬─ 調節性咬合器 ─┬─ 全調節性咬合器
(顆路型咬合器)　│　　　　　　　　└─ 半調節性咬合器
　　　　　　　　└─ 非調節性咬合器 ── 平均値咬合器

非解剖学的咬合器 ─┬─ 蝶番咬合器
(非顆路型咬合器)　└─ 自由運動咬合器
```

図6-3 咬合器の分類

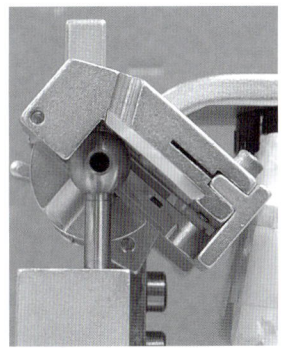

図6-4 アルコン型（ボックス型）

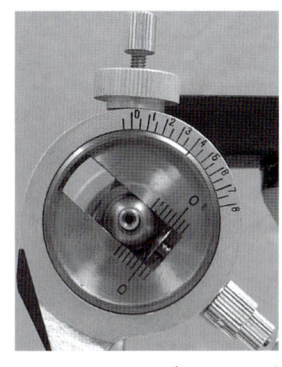

図6-5 コンダイラー型（スロット型）

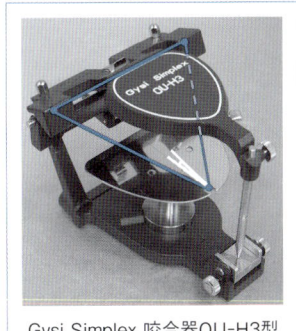

Gysi Simplex 咬合器OU-H3型

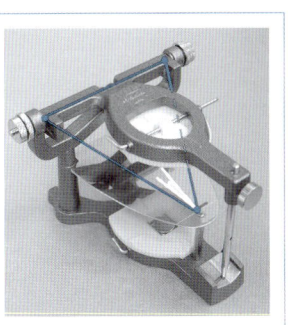

Handy 咬合器ⅡA型

図6-6 平均値咬合器

表6-1 平均値咬合器の各要素の数値

	Simplex 咬合器	Handy 咬合器
ボンウィル三角	10 cm（約4インチ）	10.5 cm -11.2 cm -11.2 cm
バルクウィル角	20°	25°
矢状顆路傾斜角	30°	25°
側方顆路角	15°	
矢状切歯路傾斜角	0°〜30°（10°刻み）	10°

（2）半調節性咬合器

　調節性咬合器のうち，矢状顆路と平衡側（非作業側）の側方顆路に対する調節機構を有するが，作業側顆路の調節機構が不十分であり，通常，顆路を直線的に再現する咬合器をいう（図6-7）．なお，半調節性咬合器の顆路の調節には，チェックバイト法が用いられる．

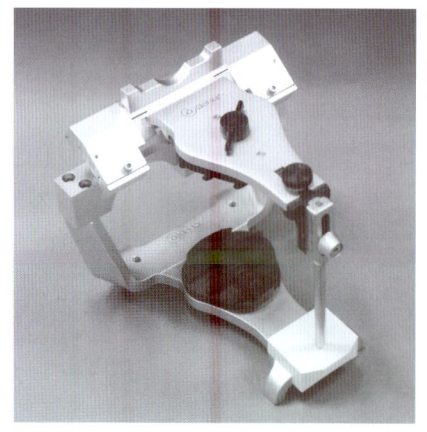

図 6-7　半調節性咬合器

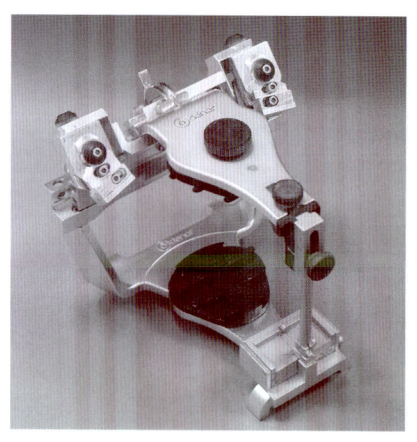

図 6-8　全調節性咬合器

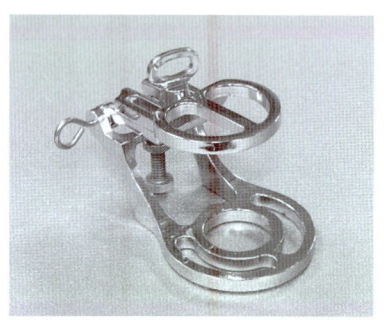

図 6-9　蝶番咬合器

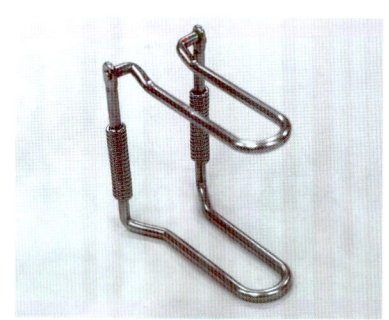

図 6-10　自由運動咬合器

(3) 全調節性咬合器

　調節性咬合器のうち,矢状顆路と平衡側(非作業側)の側方顆路に対する調節機構に加え,作業側の側方顆路の調節機構を有し,顆路を生体と同じ曲線によって再現できる咬合器をいう(図 6-8).なお,全調節性咬合器の調節には,パントグラフなどで記録した生体の前方・側方滑走運動経路を用いて行う.

2) 非解剖学的咬合器 (非顆路型咬合器)

　構造的に顆路をもたない咬合器の総称であり,咬頭嵌合位のみを再現して蝶番的な開閉のみができる**蝶番咬合器(平線咬合器)**や,装着された歯列模型の咬合小面によって側方滑走運動を行う**自由運動咬合器**などがある(図 6-9, 10).

3 フェイスボウトランスファー

　　頭蓋（顎関節）に対する上顎歯列（人工歯列を含む）の三次元的位置関係を咬合器上で再現するために用いる器具を**フェイスボウ（顔弓）**といい，左右の**後方基準点**と**前方基準点**を示す3本のポインターと，上顎歯列や咬合堤をフェイスボウに連結するためのフレームから構成される（図6-11-A）．このフェイスボウによって，上顎模型を咬合器に装着する一連の操作を**フェイスボウトランスファー**という（図6-11-B〜L）．

1）前方基準点

　　2つの後方基準点とともに，水平基準面を設定する顔面上の点をいい，一般に**眼窩下縁（眼窩下点）**または**鼻翼下縁（鼻下点）**を選択する．前方基準点として眼窩下縁を選択すると，後方基準点と形成される平面はフランクフルト平面に近くなり，鼻翼下縁を選択すると，カンペル平面に近くなる．

2）後方基準点（顆頭点）

　　前方基準点とともに，水平基準面を設定するための顔面上の点をいい，**平均的顆頭点**や**蝶番点**を選択する．

（1）平均的顆頭点

　　外眼角から耳珠を結ぶ線上で，耳珠前方約11〜13mmの位置をいい，一般には，耳珠上縁（外耳道上縁）と外眼角を結ぶ線上で，外耳道の前方13mmの点が用いられている．

（2）蝶番点

　　終末蝶番軸を測定する装置（ヒンジボウなど）を用いて終末蝶番点（ヒンジアキシスポイント）を設定する．

顎口腔機能学

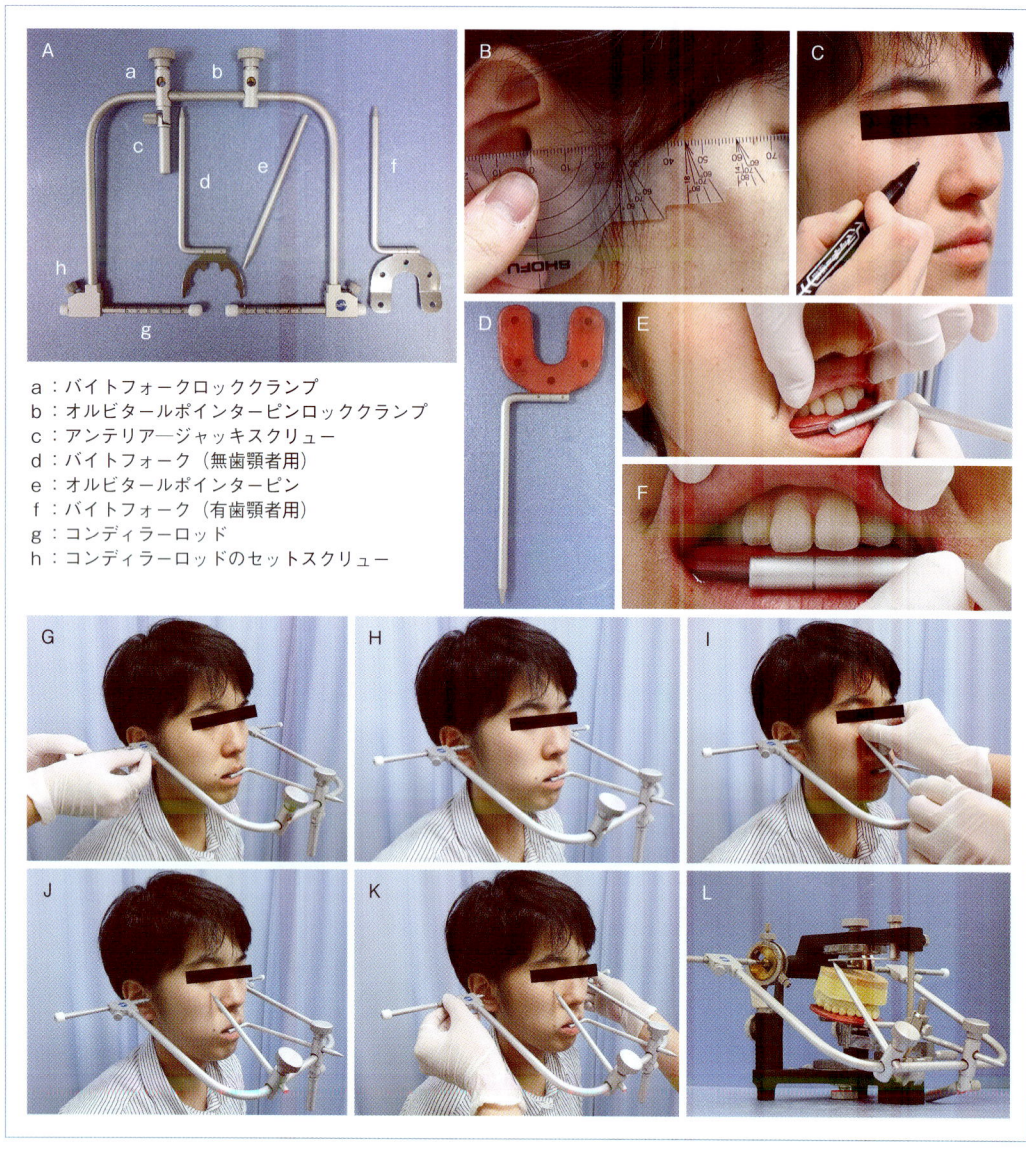

図 6-11　フェイスボウ記録
A：フェイスボウ一式，B：平均的顆頭点印記（耳珠上縁と外眼角を結ぶ線上で外耳道の前方 13 mm の点），C：前方基準点（眼窩下点）印記，D：バイトフォーク，E，F：バイトフォークを軽くかませる，G，H：コンディラーロッドを後方基準点に合わせる，I：オルビタールポインターを前方基準点に合わせる，J：装着完了，K：コンディラーロッドのネジを緩め，取り外す，L：フェイスボウトランスファー

52

4 咬合採得

1) チェックバイト法

　　下顎運動の測定法の1つで，偏心咬合位において，上下顎歯の咬合面間にワックスや酸化亜鉛ユージノールペーストなどの記録材を硬化させ，上下顎間関係を記録し，生体の顆路の出発点とその任意の一点とを結んだ直線が各基準平面となす角度を計測する方法をいう．

　　前方咬合位のチェックバイトを用いて矢状顆路傾斜角，側方咬合位のチェックバイトを用いて平衡側の側方顆路角を調節する（図6-12, 13）．

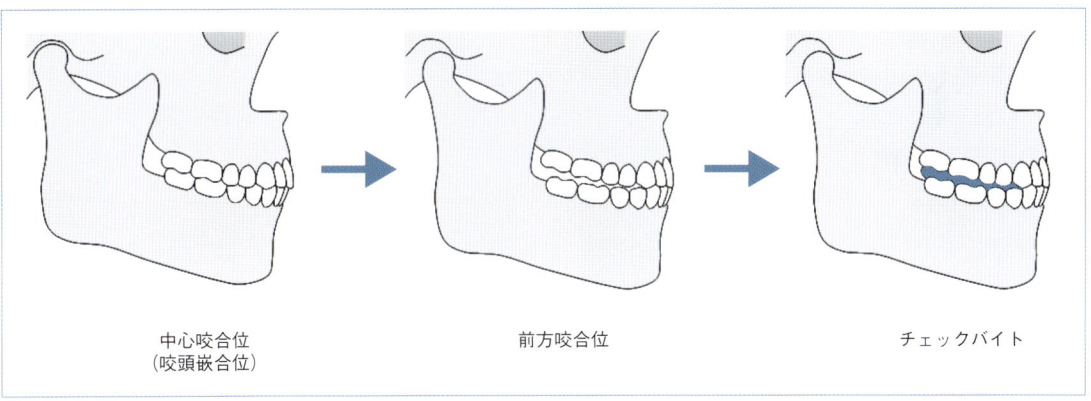

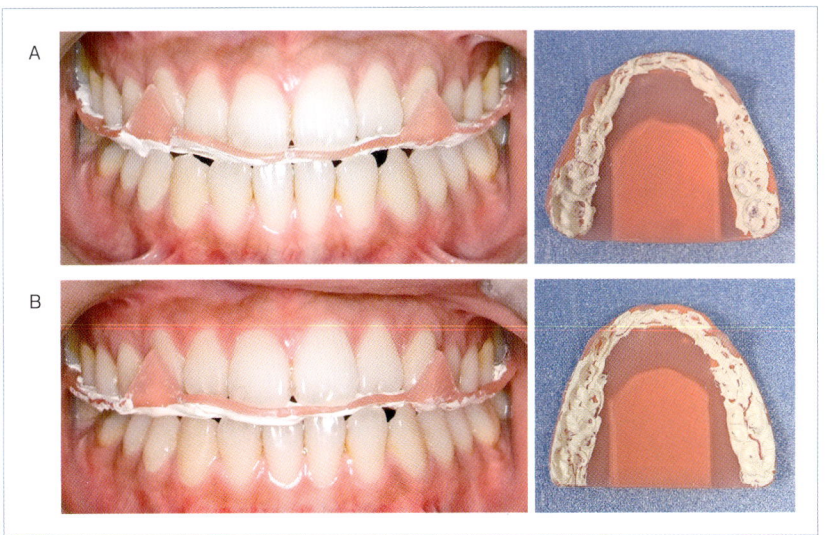

図6-12, 13　チェックバイト法
A：前方チェックバイト，B：側方チェックバイト（左側方咬合位）

5 咬合器の使用手順

1）上顎模型の咬合器装着

（1）咬合平面板を用いた場合（図6-14〜17）

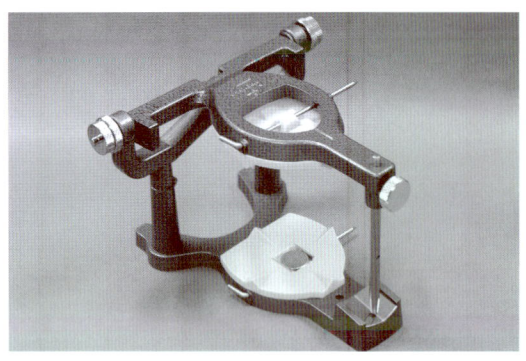

図6-14　平均値咬合器

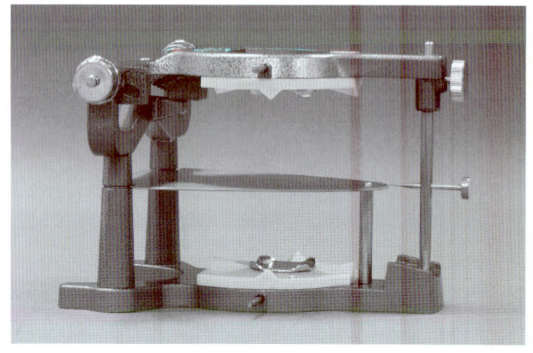

図6-15　平均値咬合器と咬合平面板

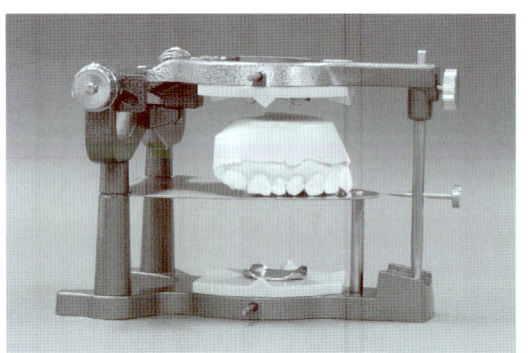

図6-16　上顎模型の咬合平面板上への位置づけ

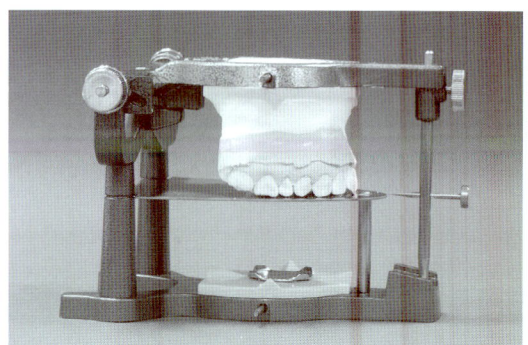

図6-17　上顎模型の装着

（2）フェイスボウを用いた場合（図6-18〜21）

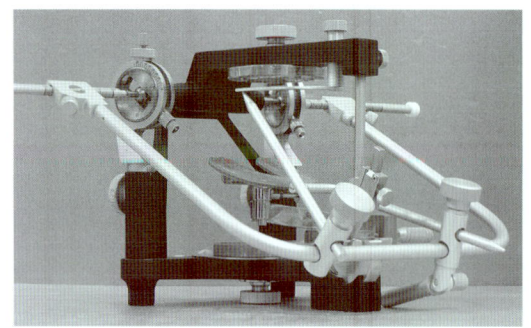

図6-18　フェイスボウを咬合器に連結

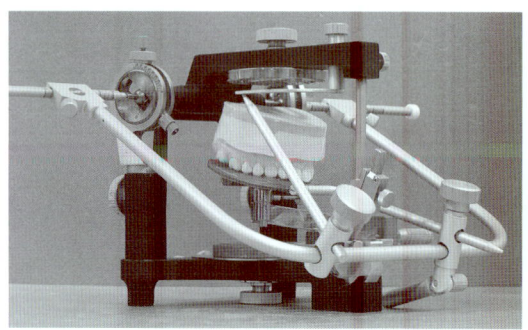

図6-19　バイトフォーク上に上顎模型を適合

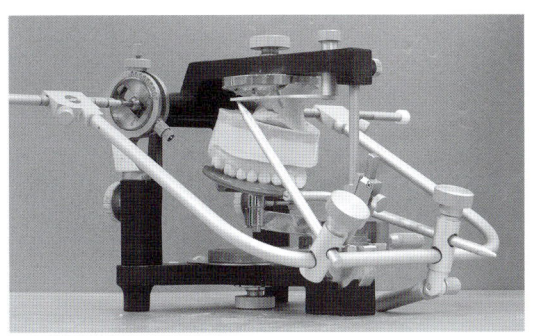
図 6-20 即硬性石膏で仮装着

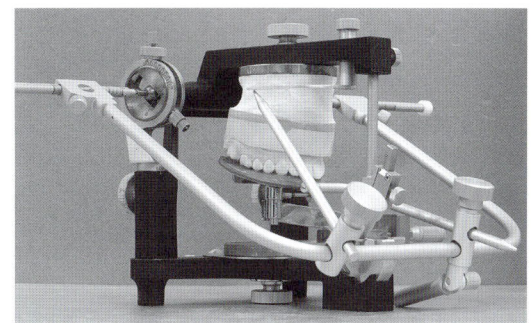
図 6-21 補強し，上顎模型装着完了

2）下顎模型の咬合器装着（図 6-22 ～ 24）

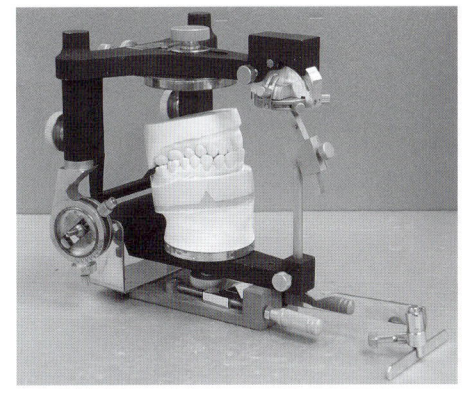
図 6-22 咬合器を逆にし，下顎部を閉じ，模型との位置関係を調べる

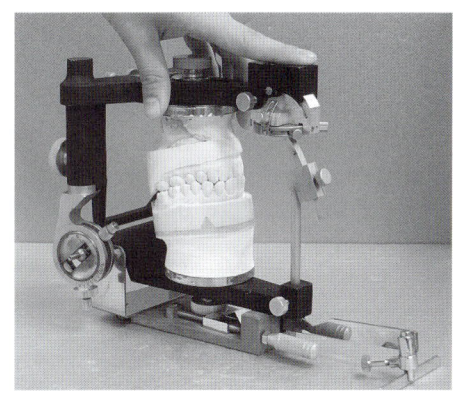
図 6-23 即硬性石膏で仮装着する

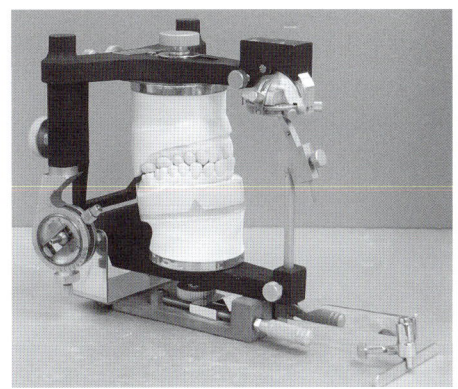
図 6-24 下顎模型装着完了

咬合平面板を用いた場合，咬合平面板上に上顎模型を設置するため，咬合器上弓は咬合平面とほぼ平行となる．一方，フェイスボウを用いた場合，咬合器の上弓は，前方基準面を眼窩下縁とした場合にフランクフルト平面と平行，鼻翼下縁とした場合にカンペル平面と平行になる．

3）咬合器の調節
（1）半調節性咬合器の調節
a．切歯指導釘の調節（図6-25）
　切歯指導釘は，咬合器の上弓の前方部に取り付けられている桿（ピン）で，垂直顎間距離の確保と咬合の誘導に関与する．通常は目盛りを0に設定する．

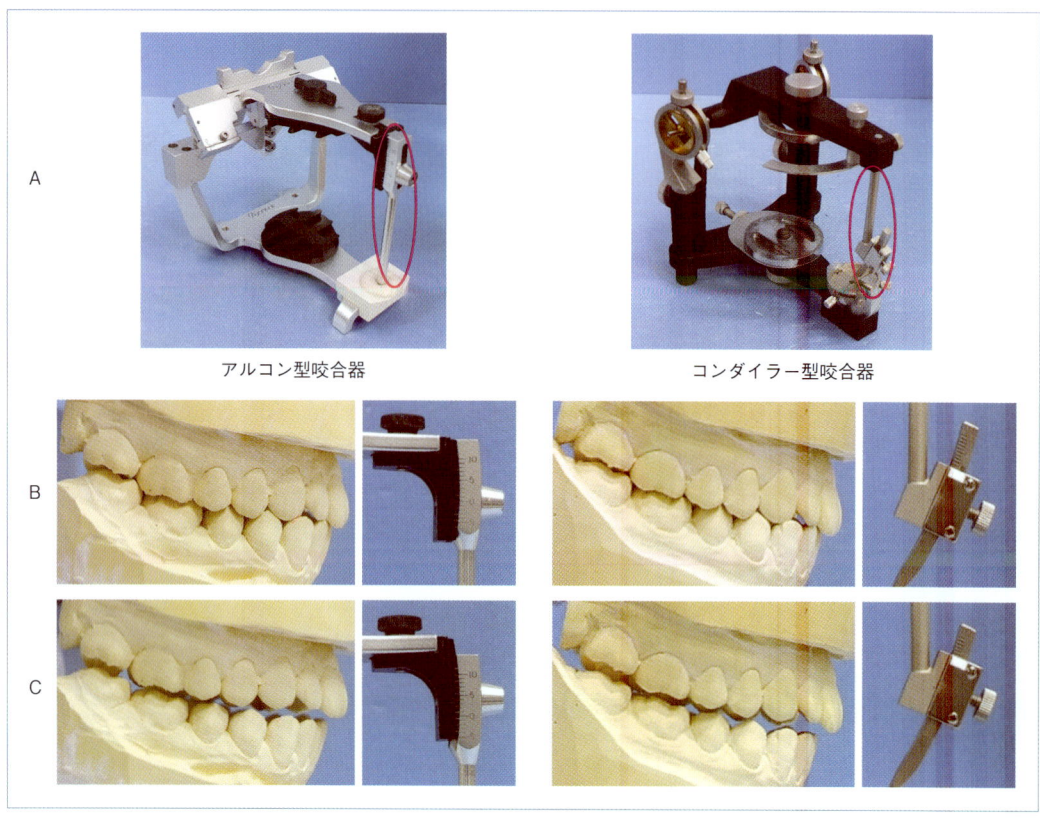

図6-25　切歯指導釘の調節
A：半調節性咬合器（赤丸：切歯指導釘），B：咬頭嵌合位，C：開口位（挙上量：切歯指導釘で4mm）

b. 矢状顆路傾斜角

前方運動の際，両側の下顎頭は前下方へ曲線を描き，移動する．この曲線の始点と終点を結ぶ直線が水平基準面となす角度を矢状顆路傾斜角という（図6-26）．

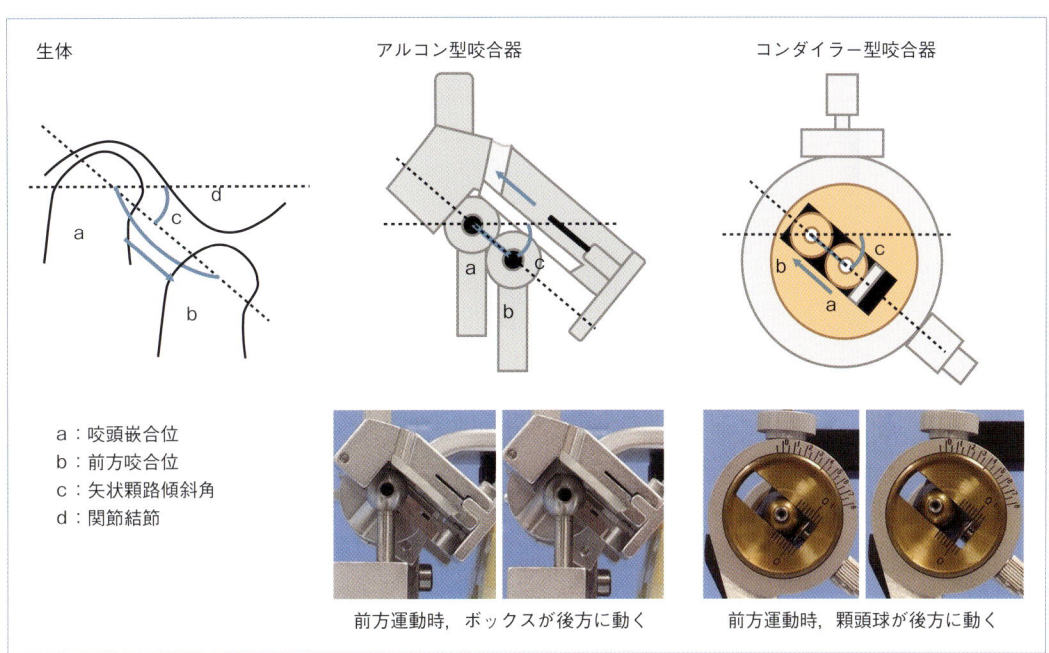

図6-26 矢状顆路傾斜角

c. 前方チェックバイト記録による矢状顆路傾斜角の調節（図6-27）

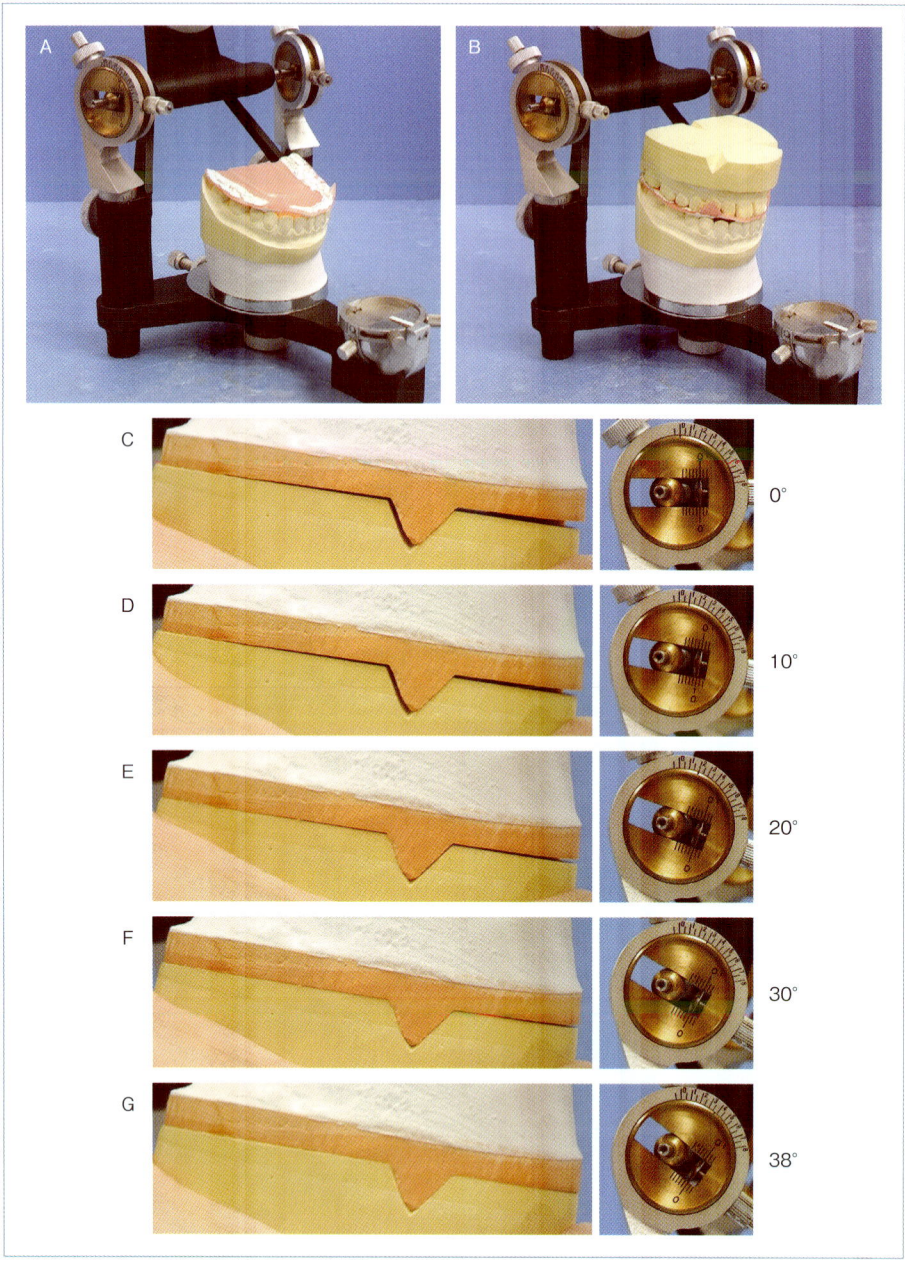

図6-27　前方チェックバイト記録による咬合器の調節
①顆頭球固定ネジを緩め，矢状顆路傾斜角を0°にする，②下顎模型の歯列上に前方チェックバイトを適合させる（A），③上顎模型のスプリット部を分離し，歯列をチェックバイト上に適合させる（B），④上顎模型をモデリングコンパウンドや手指で固定する，⑤上弓を閉じ，スプリット部が完全に適合するよう矢状顆路傾斜角を調節する（C〜G）

d. 側方顆路角（ベネット角）

側方運動の際，切歯指導釘は運動と逆方向へ移動し（図6-28），作業側の下顎頭はわずかに外側へ，平衡側の下顎頭は前下方へ移動する．このときの平衡側の側方顆路が矢状面となす角度を側方顆路角（ベネット角）という（図6-29）．

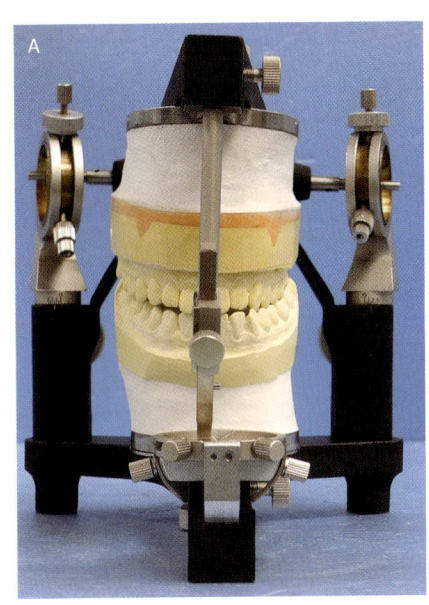 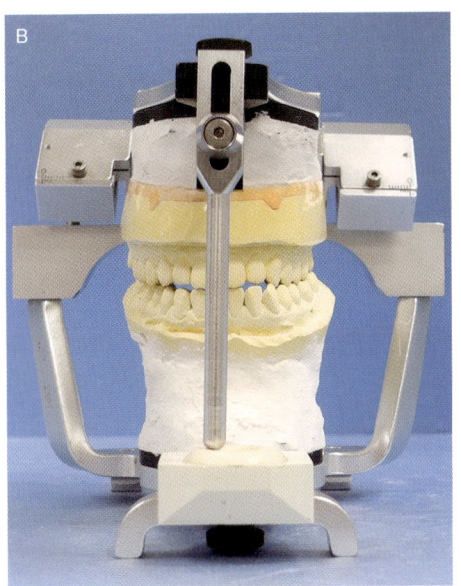

図6-28 左側方咬合位（犬歯尖頭対犬歯尖頭）
A：コンダイラー型咬合器，B：アルコン型咬合器

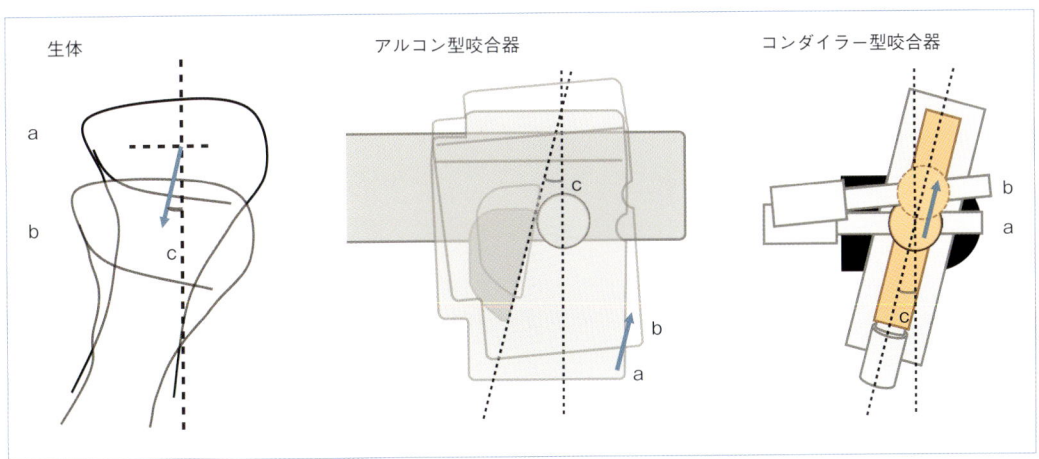

図6-29 側方顆路角
a：咬頭嵌合位，b：右側方咬合位，c：側方顆路角

e. 側方チェックバイト記録による側方顆路角の調節（図 6-30）

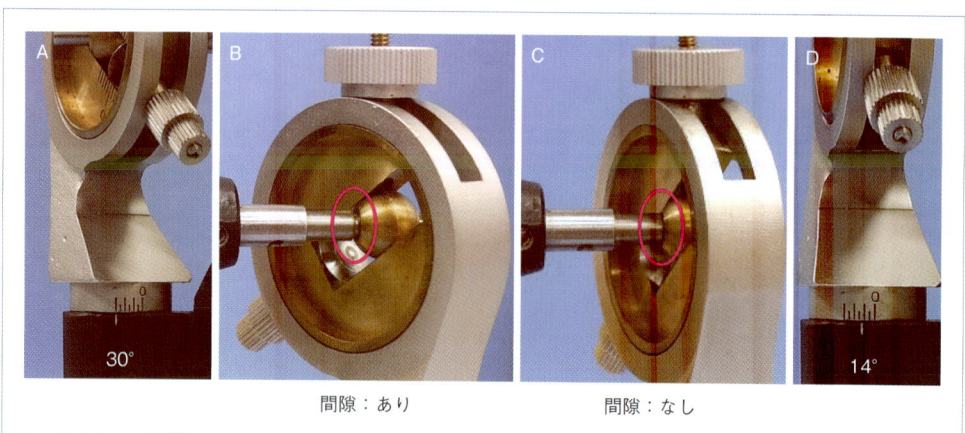

図 6-30　側方チェックバイト記録による咬合器の調節
①平衡側（右側）の側方顆路角を最大値 30°にする（A），②平衡側（右側）の顆頭球とショルダー部に間隙が生じる（B），③下顎模型の歯列上に左側方チェックバイトを置き，上弓をおろしてスプリット部を適合させる，④顆頭球とショルダー部の間隙がなくなった（C）ときの角度（D）を側方顆路角とする

f. 矢状切歯路傾斜角の調節

　下顎の前方運動中の切歯点の運動路を前方切歯路といい，矢状面で水平基準面となす角度を矢状切歯路傾斜角という．

　前方運動時に切歯指導釘が切歯指導板から離れる（図6-31-A）ため，切歯指導釘が接触するまで切歯指導板を傾斜させる（図6-31-B）．

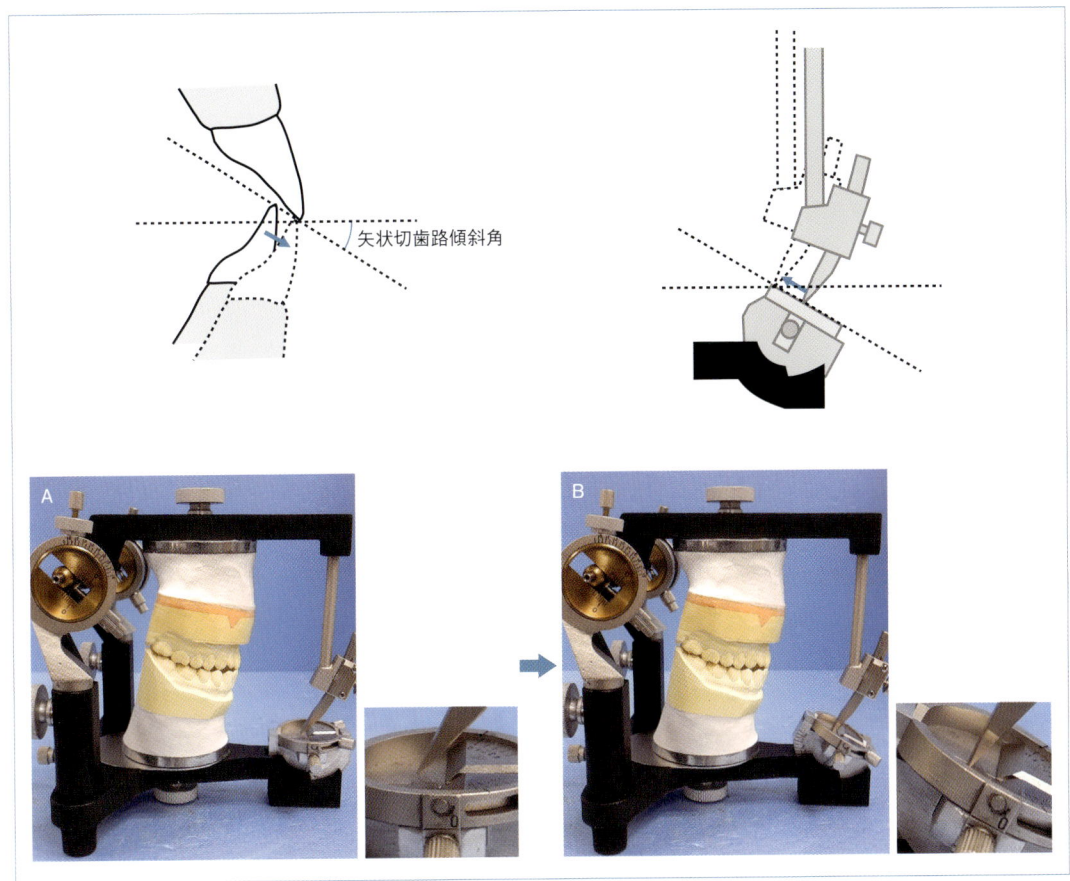

図6-31　矢状切歯路傾斜角の調節

g. 側方切歯路傾斜角の調節

　下顎の側方運動中に切歯点が描く運動路を側方切歯路といい，前頭面で水平基準面となす角度を側方切歯路傾斜角という．

　側方運動時に切歯指導釘が切歯指導板から離れる（図6-32-A）ため，切歯指導釘が接触するまで切歯指導板を傾斜させる（図6-32-B）．

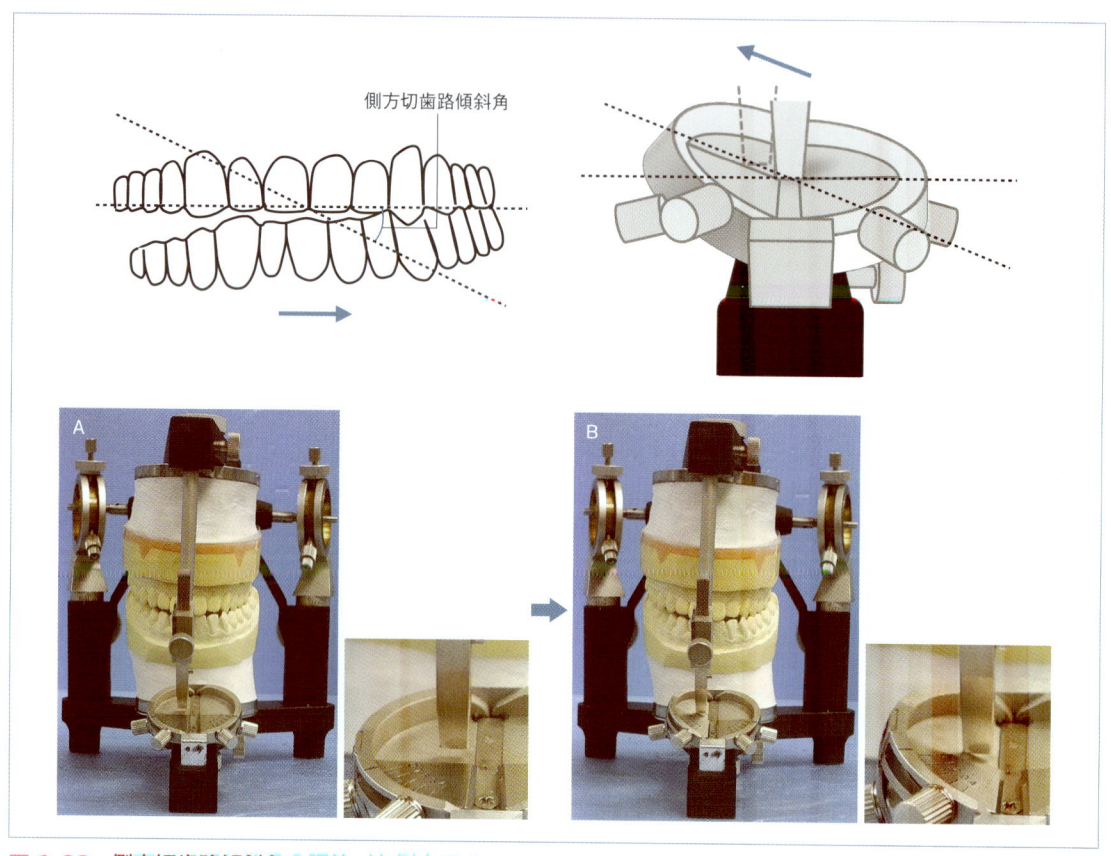

図6-32　側方切歯路傾斜角の調節（左側方運動時）

（2）全調節性咬合器の調節（図 6-33）

　左右の下顎頭部と前方部に描記針と描記板を備えた口外描記装置（パントグラフ）を装着（図 6-33-A）し，前方・側方運動させたときの下顎運動を描記板に記録（図 6-33-A, B）する．次いで，パントグラフを口腔外へ取り出して咬合器に装着し，記録した下顎運動を咬合器上で正確に再現できるように咬合器の調節を行う（図 6-33-C, D, E）．

　矢状顆路傾斜角と矢状側方顆路傾斜角とがなす角度をフィッシャー角という（図 6-33-F）．

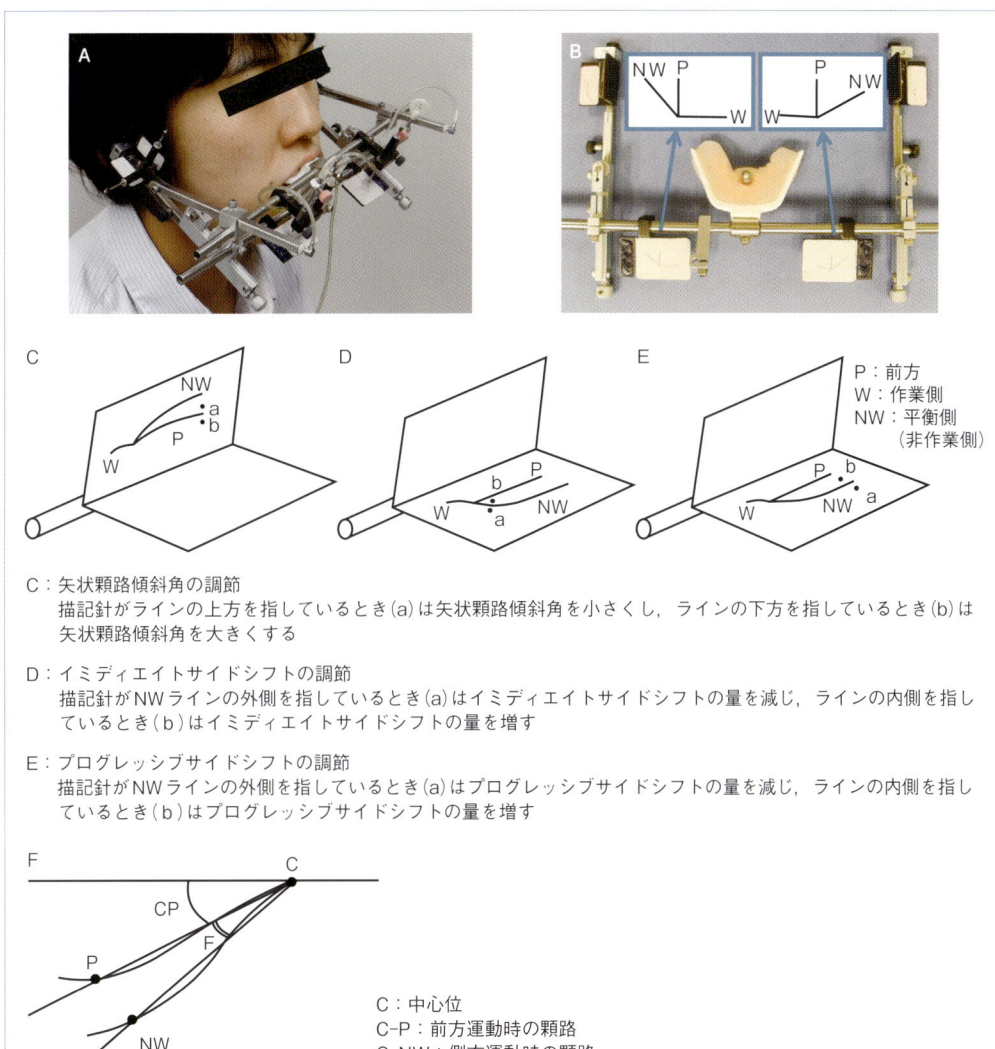

図 6-33　全調節性咬合器の調節

7 顎機能検査と口腔内装置

到達目標

① 顎機能検査と口腔内装置を説明できる．

1 顎機能検査

　咬合時の歯の接触状態や咬合圧，咀嚼時の下顎運動（咀嚼運動），咀嚼筋筋活動，顎関節音，開口量，咀嚼能力，舌圧などを検査するが，ここでは，**咬合接触検査**と**咬合接触圧検査法**を紹介する．

1）咬合接触検査

　早期接触，咬頭干渉，咬合接触の不均衡の有無，偏心滑走運動時の歯のガイドなどから，咬合接触状態が正常であるか否かを調べる．この検査は，咬頭嵌合位と偏心咬合位で行う．
　検査法には，①前方，側方滑走運動を行わせ，運動をガイドする歯を視診する方法，②上顎歯列の唇・頰側歯面に指腹を軽く当てた状態で，タッピング運動を行わせ，歯の振動状態を触診する方法，③咬合紙により歯面に咬合接触状態を印記して検査する方法，④咬合紙や引き抜き試験用試験紙を上下歯列間に介在させ，引き抜き試験で咬合接触部位を検査する方法などがあるが，ここでは，**咬合紙検査法**を紹介する．

（1）咬合紙検査法

　咬合紙（図7-1）を口腔内あるいは模型上の上下歯列間に介在して咬合させることにより，咬頭嵌合位や偏心咬合位での咬合接触状態を観察する．口腔内の検査では，咬合紙と歯面にみられる色の濃淡を調べることにより，咬合接触の強さを評価することができる．また，色の異なる咬合紙を用いることにより，各種咬合位間における咬合接触状態の差異を検査できる．さらに，咬頭嵌合位から偏心咬合位までの動的な咬合接触状態を調べることもできる．

顎口腔機能学

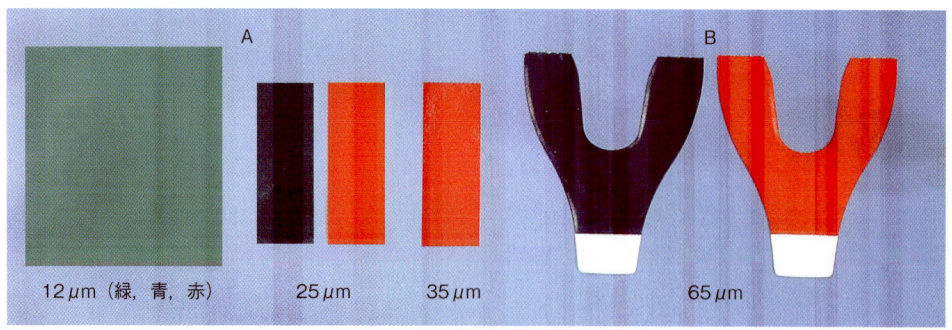

図 7-1　咬合紙（A：短冊状，B：馬蹄状）
薄紙やプラスチックフィルムの片面あるいは両面に色素やインクを固着させた数十 μm の厚さのもので，短冊状（10～40 μm）と馬蹄状（約 60 μm）などがある

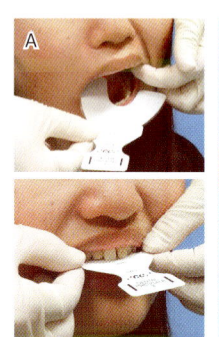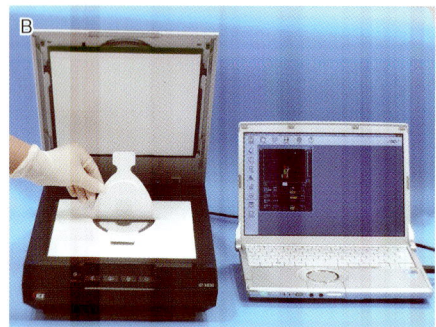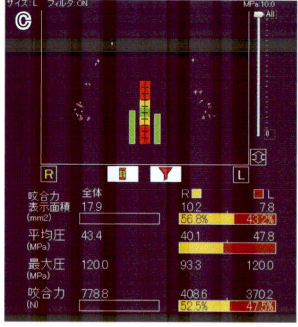

図 7-2　デンタルプレスケールによる咬合検査

2) 咬合接触圧検査法

（1）デンタルプレスケール検査法

　　専用の感圧フィルムを上下歯列の間に介在して咬合させた際に，フィルム内のマイクロカプセルが外力の大きさに応じて破壊され，発色する装置であり，専用の解析装置にてその発色状態を読み取り，**咬合接触点の分布**，**咬合接触面積**，**咬合圧**などを視覚的，定量的に評価することができる（図 7-2）．

（2）T-Scan 検査法

　　専用の感圧フィルムを上下歯列の間に介在して咬合させた際に，フィルム内の伝導性インク層が咬合接触点の位置と圧力を感知する装置であり，**咬合接触時間**と**咬合圧**を視覚的，定量的に評価することができる（図 7-3）．

7. 顎機能検査と口腔内装置

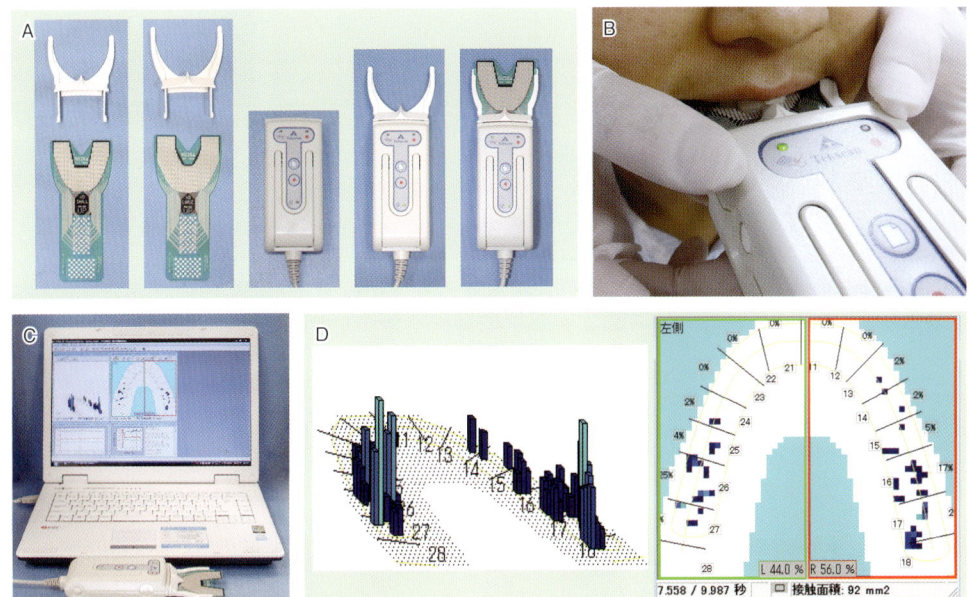

図7-3　T-スキャンによる咬合検査

2 口腔内装置

　口腔内装置（オーラルアプライアンス）のなかには顎関節症，ブラキシズム（歯ぎしり），閉塞性睡眠時無呼吸症などの治療，競技スポーツ時の歯の保護などに用いられるものもあり，ここではそれらについて述べる．

1）顎関節症に対する装置

　暫間的に歯列の咬合面を被覆し，筋の緊張緩和，下顎位の改善，咬合の診断などに用いられる可撤性の口腔内装置をいい，**スタビライゼーションスプリント**，**リラクセーションスプリント**，**リポジショニングスプリント**，**ピボットスプリント**などがある．

(1) スタビライゼーションスプリント（stabilization splint）（図7-4〜21）

　上下顎歯列のいずれか，または両方の全歯列咬合面全体を被覆するスプリントをいい，均等な咬合接触を付与することにより，早期接触や咬頭干渉などの咬合接触の異常を除き，下顎位を安定させたり，筋の緊張を緩和させたりする．また，スプリント装着後の症状の経過観察を行うことで，咬合異常の診断に用いられることもある．

(2) リラクセーションスプリント（relaxation splint）

　上顎前歯部の切縁と口蓋を被覆し，閉口時に下顎前歯のみが咬合接触する前歯型スプリントをいう．臼歯部の咬合接触を除くことにより，筋，特に閉口筋の緊張を緩和させる．

67

顎口腔機能学

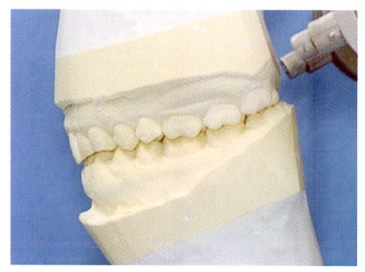

図 7-4　上下顎模型を咬頭嵌合位で咬合器に装着する

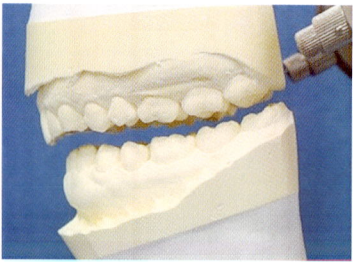

図 7-5　咬合挙上量（最後方臼歯上下顎咬合面間で約 1 mm）を決定する

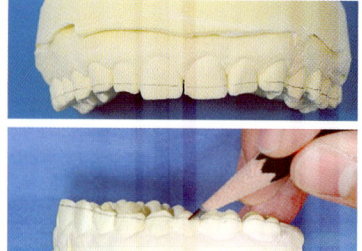

図 7-6　外形線を記入する

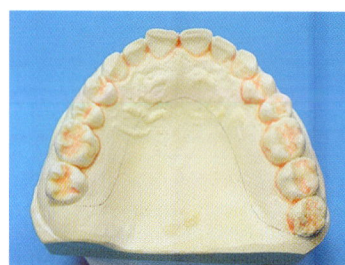

図 7-7　アンダーカット部のブロックアウトを行う

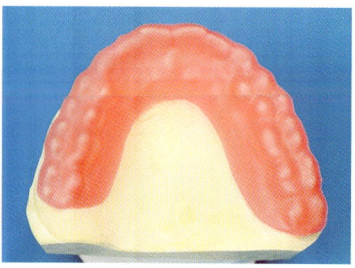

図 7-8　模型にパラフィンワックスを圧接し，外形線に沿ってトリミングする

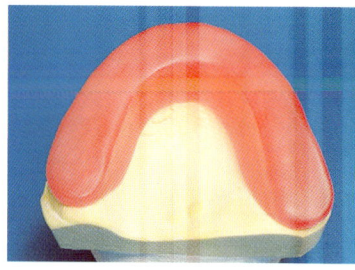

図 7-9　パラフィンワックスを築盛し，フラットテーブルを形成する

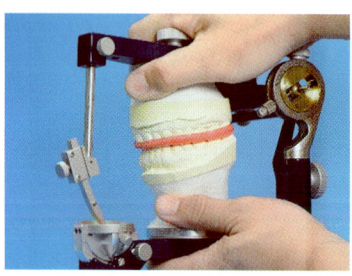

図 7-10　フラットテーブルの表面を一層軟化してから咬合させる

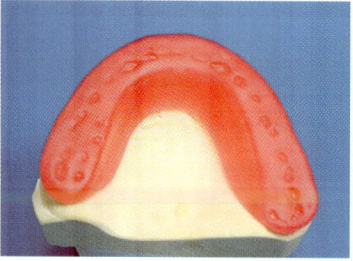

図 7-11, 12　対合歯列による圧痕をとり，フラットテーブルを再形成する

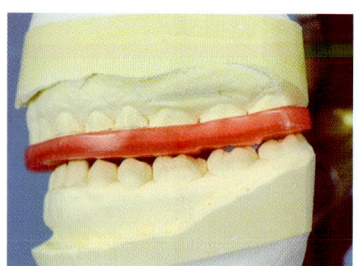
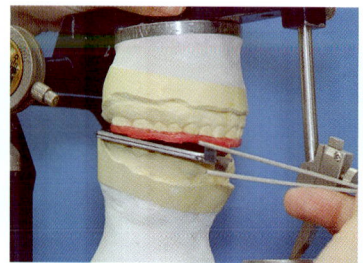
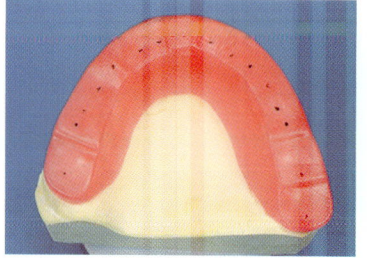

図 7-13, 14, 15　対合歯列と点接触になるように余剰なワックスを削除する

68

7．顎機能検査と口腔内装置

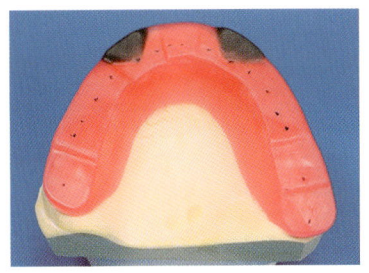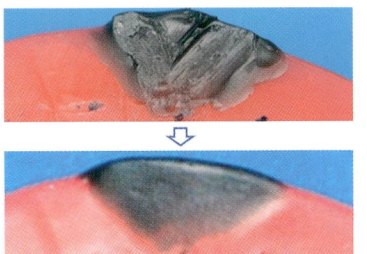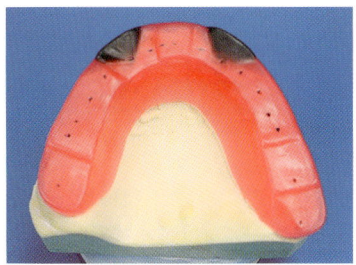

図 7-16，17，18　犬歯部にインレーワックスを築盛し，犬歯誘導部を付与する

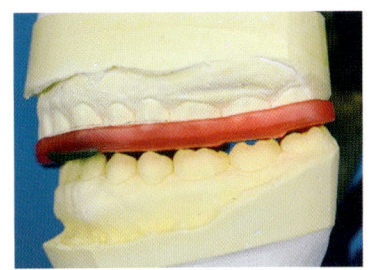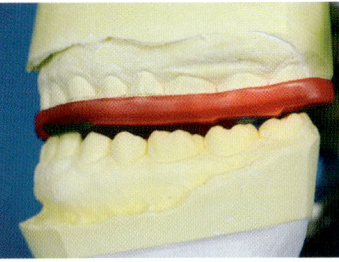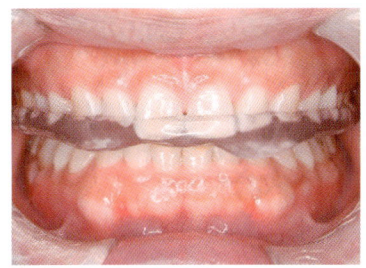

図 7-19，20　前方・左右側方運動時のディスクルージョン（臼歯部離開）を確認する（図は左側方運動時を示す）

図 7-21　スプリントの口腔内装着

（3）リポジショニングスプリント（repositioning splint）

　下顎を新たな治療顎位に誘導することにより，下顎頭や関節円板の位置を整復するためのスプリントをいい，通常，下顎位を前方位で固定する前方整位型スプリントが用いられる．昼夜連続して用いることが望ましいが，会話や咀嚼を阻害する場合には，ほかのスプリントと併用する場合がある．スプリント装着により，症状が改善された場合には，得られた下顎位を維持するために咬合の再構成が行われる．

（4）ピボットスプリント（pivot splint）

　上下顎いずれかの全歯列咬合面を被覆するが，最後臼歯部の咬合面にピボット（突起）を付与し，このピボットが対合歯と接触するようにしたスプリントをいう．下顎頭の上方あるいは後方偏位症例（例：関節円板前方転位による開口障害症例）に対し，テコの原理により，下顎頭を下方へ誘導し，症状の改善をはかる．

2）ブラキシズムに対する装置

　ナイトガード（図 7-22）は，睡眠時ブラキシズムによる歯の咬耗や破折を防止するための口腔内装置である．睡眠時に使用し，不使用時は水中に保管する．
　顎関節症の治療に用いるスタビライゼーションスプリントやリラクセーションスプ

顎口腔機能学

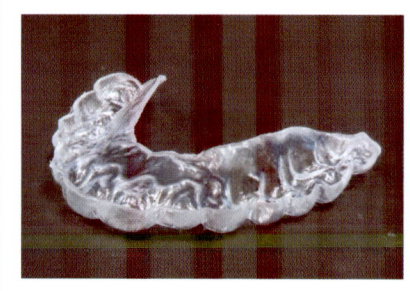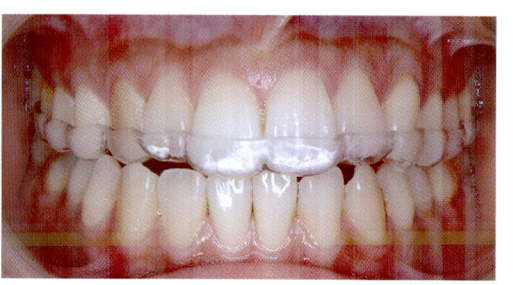

図 7-22　ナイトガード

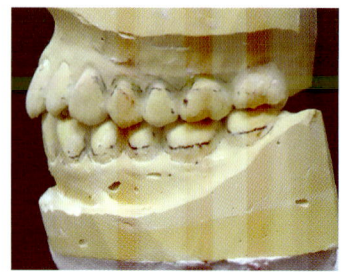

A：咬頭嵌合位での上下顎歯列模型

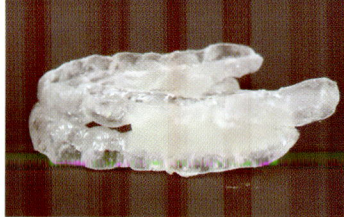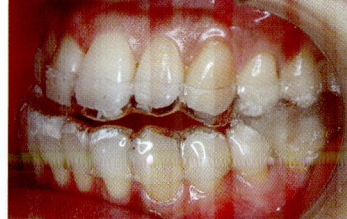

C, D：下顎前方牽引装置

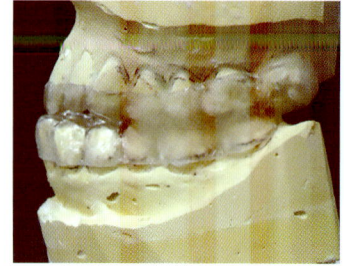

B：下顎前方牽引装置と上下顎歯列模型

図 7-23　下顎前方牽引装置

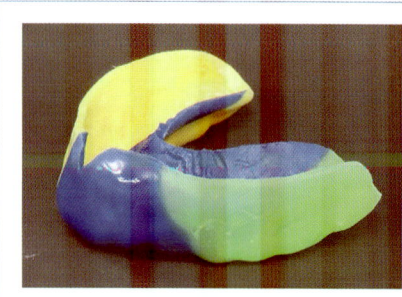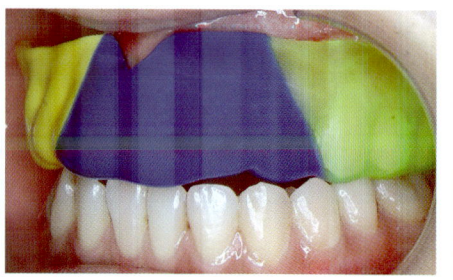

図 7-24　スポーツマウスガード

リントは，ブラキシズムから歯や歯科補綴装置を守る口腔内装置でもある．

3）睡眠時無呼吸症に対する装置

睡眠時無呼吸症は，睡眠時に呼吸停止あるいは低呼吸が生じる疾患であり，中枢性に呼吸運動が停止する**中枢性睡眠時無呼吸症候群**（CSAS：Central Sleep Apnea Syndrome）と上気道の閉塞で呼吸障害が起こる**閉塞性睡眠時無呼吸症候群**（OSAS：Obstructive Sleep Apnea Syndrome）に分けられる．ここでは，OSASの治療に用いられる口腔内装置である下顎前方牽引装置について紹介する．

下顎前方牽引装置による治療は，軽度あるいはCPAP（経鼻的持続陽圧呼吸法）使用が困難な場合に医師の紹介の下に行われる．下顎を前進させた状態を固定することにより，舌骨や舌根部組織を前方に移動させ，気道スペースの確保をはかり，上気道の閉塞を防ぐ装置である．装置は，上下顎の口腔内装置を別々に作成後，下顎前方位（咬頭嵌合位から最前方咬合位までの約2/3の下顎位）で固定して製作する（図7-23）．

4）その他の治療用口腔内装置

その他の**治療用口腔内装置**として，矯正歯科治療で用いる動的矯正装置や保定装置，小児歯科治療で用いる保隙装置やスペースリゲーナーなどがある．

5）スポーツマウスガード

スポーツマウスガードは，競技スポーツ時に口腔内の歯および周囲組織を保護するための口腔内装置である．スポーツ時の外傷が生じやすい上顎前歯部を保護するために歯頸部から約4mm程度，歯肉を大きく覆うが上唇小帯部は十分に避けるように設計する（図7-24）．

6）歯の保護のための口腔内装置

歯を保護するための口腔内装置として，スタビライゼーションスプリント，ナイトガード，スポーツマウスガードのほか，気管内挿管時の歯の保護を目的とした口腔内装置や小児の外傷予防としての口腔内装置などがある．

参考文献

1) 藤田恒太郎：歯の解剖学．金原出版，東京，1967．
2) 大石忠雄：下顎運動の立場からみた顎関節構造の研究．補綴誌，11(2)：197，1967．
3) 石原寿郎編：下顎運動と咬合器．日本歯科評論，東京，1975．
4) Ramfjord, S., Ash, M.M.：Occlusion 3rd Edition．Saunders, Philadelphia, 1983．
5) 津留宏道編：床義歯学．クインテッセンス出版，東京，1987．
6) 豊田静夫，松本直之，森谷良彦編：標準補綴学総論コンプリートデンチャー．医学書院，東京，1989．
7) 林都志夫編：全部床義歯学．医歯薬出版，東京，1993．
8) 保母須弥也監著：咬合学．クインテッセンス出版，東京，1995．
9) 長谷川成男，坂東永一監修：臨床咬合学事典．医歯薬出版，東京，1997．
10) 日本補綴歯科学会編：歯科補綴学専門用語集 第4版．医歯薬出版，東京，2015．
11) The glossary of prosthodontic terms, edition 8．J. Prosthet. Dent., 94：10～92，2005．

索 引

あ
アルコン型咬合器	47
アンチモンソンカーブ	3
安静空隙	21

い
イミディエイトサイドシフト	24

う
ウィルソンの彎曲	2

え
嚥下	13
嚥下位	32
嚥下運動	32

お
オーバージェット	35
オーバーバイト	36
オーラルアプライアンス	67
オトガイ舌骨筋	5

か
カスプトゥフォッサ	37
カスプトゥリッジ	37
カンペル平面	17
下顎安静位	21
下顎位	19
下顎運動	23
下顎窩	9
下顎限界運動	26
下顎骨	4
下顎神経	11
下顎頭	9
下顎頭点	14
顆頭	9
顆頭安定位	19
顆頭間軸	14
顆頭点	14, 51
顆路	14
顆路型咬合器	47
開閉口運動	25
解剖学的咬合器	47
外側靱帯	9, 10
外側翼突筋	5, 8
顎関節	9
顎関節症に対する装置	67
顎機能検査	65
顎口腔系	1
顎舌骨筋	5
顎二腹筋	5
関節円板	9
関節腔	9
関節包	9
眼窩下縁	51
眼窩下点	51
眼神経	11
顔弓	51
顔面神経	11

き
基本運動	23
機能運動	23, 30
機能咬頭	35
胸骨甲状筋	5
胸骨舌骨筋	5
頬筋	5
筋肉位	20

く
グループファンクション	38, 39

け
茎突下顎靱帯	9, 10
茎突舌骨筋	5
犬歯誘導咬合	38
肩甲舌骨筋	5
限界運動	26

こ
コンダイラー型咬合器	47
ゴシックアーチ	26, 28
口蓋骨	4
口腔内装置	67
口輪筋	5
甲状舌骨筋	5
咬筋	5, 7
咬合干渉	45
咬合器	47
――の調節	56
咬合採得	53
咬合紙	65
咬合紙検査法	65
咬合接触圧検査法	66
咬合接触検査	65
咬合平面	16
咬合平面板	54
咬頭干渉	45, 46
咬頭嵌合位	19, 26
咬頭対窩	36
咬頭対辺縁隆線	37
後方運動	23
後方基準点	51
後方咬合位	22

さ
サイドシフト	24
作業側	23
最後退接触位	27
最前方咬合位	27
最大開口位	27
三叉神経	11

し
支持咬頭	35
矢状顆路傾斜角	22, 57
矢状切歯路傾斜角	61
矢状面	15
歯列	1
自由運動咬合器	50
習慣性開閉口運動	25
上顎骨	4
上顎神経	11
神経支配	11

す
スタビライゼーションスプリント	67
スピーの彎曲	2
スプリント	67
スポーツマウスガード	71

スリーポイントバランスドオクルージョン		44
スロット型		48
水平被蓋		35
水平面		15
垂直被蓋		36
睡眠時無呼吸症に対する装置		71

せ

切歯指導釘	56
切歯点	14
切端咬合位	27
舌咽神経	11
舌下神経	11
舌筋	5
舌骨	4
舌骨下筋群	5
舌骨上筋群	5
全調節性咬合器	47, 50
——の調節	63
前後運動	23
前頭面	15
前方運動	23
前方基準点	51
前方咬合位	22

そ

咀嚼	13
咀嚼サイクル	30
咀嚼運動	30
咀嚼筋	5
咀嚼周期	30
早期接触	45
側頭筋	5, 7
側頭骨	4
側方運動	23
側方顆路角	24, 59
側方咬合位	22, 27

ち

チェックバイト法	53
中心位	20
中心咬合位	19, 27

蝶下顎靱帯	9, 10
蝶形骨	4
蝶番咬合器	50
蝶番点	51

て

デンタルプレスケール検査法	66

な

ナイトガード	69
内側翼突筋	5, 8

は

バルクウィル角	18
パラトグラム	33
パントグラフ	63
歯	1
発音	13
発音位	32
半調節性咬合器	47, 49
——の調節	56

ひ

ピボットスプリント	69
非顆路型咬合器	47, 50
非解剖学的咬合器	47, 50
非機能咬頭	35
非作業側	23
被蓋	35
鼻下点	51
鼻翼下縁	51

ふ

フィッシャー角	63
フェイスボウ	51, 54
フェイスボウトランスファー	51
フランクフルト平面	16
フリーウェイスペース	21
フルバランスドオクルージョン	38, 42
ブラキシズムに対する装置	69
プログレッシブサイドシフト	24

へ

ベネット運動	23
ベネット角	24, 59
平均値咬合器	47, 48
平均的顆頭点	51
平衡側	23
平線咬合器	50
偏心咬合位	22

ほ

ボックス型	48
ボンウィル三角	18
ポッセルトフィギュア	26
ポッセルトの図形	26

も

モノプレーンオクルージョン	43
モンソンカーブ	3
モンソンの球面	3

り

リポジショニングスプリント	69
リラクセーションスプリント	67
リンガライズドオクルージョン	43, 44
両側性平衡咬合	38, 42

数

1歯対1歯の関係	36
1歯対2歯の関係	37

A

ABCコンタクト	38

H

HIP平面	17

T

T-Scan検査法	66

【著者略歴】

志賀　博（しが　ひろし）
- 1979年　同志社大学工学部電子工学科卒業
- 1986年　日本歯科大学歯学部卒業
- 1990年　日本歯科大学大学院歯学研究科修了
- 2004年　日本歯科大学歯学部（現　生命歯学部）
　　　　歯科補綴学第1講座教授
- 2023年　日本歯科大学名誉教授

町　博之（まち　ひろゆき）
- 1984年　大阪大学歯学部附属歯科技工士学校卒業
- 1985年　大阪大学歯学部附属病院技工研修科修了
- 1993年　大阪大学歯学部附属歯科技工士学校専任講師
- 2012年　大阪大学歯学部附属歯科技工士学校教務主任
- 2022年　大阪大学歯学部附属歯科技工士学校特任講師（常勤）

小泉　順一（こいずみ　じゅんいち）
- 1989年　日本歯科大学附属歯科専門学校歯科技工士科卒業
- 1991年　日本歯科大学附属歯科専門学校歯科技工士専攻科修了
- 2010年　産業能率大学卒業
- 2011年　日本歯科大学東京短期大学講師

上杉　華子（うえすぎ　はなこ）
- 2012年　日本歯科大学生命歯学部卒業
- 2017年　日本歯科大学大学院歯学研修科修了
- 2023年　日本歯科大学生命歯学部歯科補綴学第1講座講師

小見野　真梨恵（こみの　まりえ）
- 2012年　日本歯科大学生命歯学部卒業
- 2017年　日本歯科大学大学院歯学研修科修了
- 2023年　日本歯科大学生命歯学部歯科補綴学第1講座講師

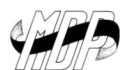

最新歯科技工士教本
顎口腔機能学　第2版　　　ISBN978-4-263-43173-3

2016年3月10日　第1版第1刷発行
2023年1月20日　第1版第8刷発行
2024年2月20日　第2版第1刷発行
2025年1月20日　第2版第2刷発行

編　集　全国歯科技工士
　　　　教育協議会
著　者　志　賀　　　博
　　　　町　　　博　之
　　　　小　泉　順　一
　　　　上　杉　華　子
　　　　小見野　真梨恵
発行者　白　石　泰　夫

発行所　医歯薬出版株式会社

〒113-8612　東京都文京区本駒込1−7−10
TEL.（03）5395—7638（編集）・7630（販売）
FAX.（03）5395—7639（編集）・7633（販売）
https://www.ishiyaku.co.jp/
郵便振替番号 00190-5-13816

乱丁，落丁の際はお取り替えいたします　　印刷・あづま堂印刷／製本・皆川製本所
© Ishiyaku Publishers, Inc., 2016, 2024. Printed in Japan

本書の複製権・翻訳権・翻案権・上映権・譲渡権・貸与権・公衆送信権（送信可能化権を含む）・口述権は，医歯薬出版(株)が保有します．
本書を無断で複製する行為（コピー，スキャン，デジタルデータ化など）は，「私的使用のための複製」などの著作権法上の限られた例外を除き禁じられています．また私的使用に該当する場合であっても，請負業者等の第三者に依頼し上記の行為を行うことは違法となります．

JCOPY ＜出版者著作権管理機構　委託出版物＞
本書をコピーやスキャン等により複製される場合は，そのつど事前に出版者著作権管理機構（電話 03-5244-5088，FAX 03-5244-5089，e-mail : info@jcopy.or.jp）の許諾を得てください．